羟基磷灰石基人工骨的
制备理论与技术

赵雪妮　著

西北工业大学出版社

西安

【内容简介】 本书分为 4 章,主要介绍了高性能羟基磷灰石(HA)基人工骨制备原理、装置和技术,从 HA 粉体可控制备、增强体烧结保护和微纳米生物涂层构筑,可控排布纤维与纳米增强体增强 HA 基人工骨制备等方面展开研究,解决了 HA 基人工骨脆性大、韧性低等难题,获得了优异力学与生物学性能的硬组织植入体材料。

本书既可作为生物材料、组织工程领域研究者的参考书,也可作为高等院校、研究机构的材料科学与工程、机械工程、生物工程和骨外科等专业研究生或本科生的教学参考书。

图书在版编目(CIP)数据

羟基磷灰石基人工骨的制备理论与技术 / 赵雪妮著
. —西安:西北工业大学出版社,2021.7
ISBN 978 - 7 - 5612 - 7800 - 0

Ⅰ.①羟…　Ⅱ.①赵…　Ⅲ.①羟基-磷灰石-人工骨
-研究　Ⅳ.①R318.17

中国版本图书馆 CIP 数据核字(2021)第 145100 号

QIANGJI LINHUISHIJI RENGONGGU DE ZHIBEI LILUN YU JISHU
羟 基 磷 灰 石 基 人 工 骨 的 制 备 理 论 与 技 术

责任编辑: 胡莉巾	**策划编辑:** 胡莉巾	
责任校对: 王梦妮	**装帧设计:** 李　飞	
出版发行: 西北工业大学出版社		
通信地址: 西安市友谊西路 127 号	邮编:710072	
电　　话: (029)88491757,88493844		
网　　址: www.nwpup.com		
印 刷 者: 广东虎彩云印刷有限公司		
开　　本: 710 mm×1 000 mm	1/16	
印　　张: 12.5		
字　　数: 245 千字		
版　　次: 2021 年 7 月第 1 版	2021 年 7 月第 1 次印刷	
定　　价: 58.00 元		

前　言

羟基磷灰石(HA)是人体硬组织的主要无机成分,具有优良的生物相容性和生物活性,植入人体后能诱导骨组织的生成,并与骨组织形成良好的化学键合,被广泛用于骨组织修复替代领域,是一种理想的人工骨材料。而 HA 生物陶瓷脆性大、强度低,限制了其在人体承重部位的应用。碳纤维(CF)具有低密度、高强度及良好的生物性能,是改善 HA 综合力学性能的理想增强材料之一。

本书详细介绍高性能 HA 基人工骨制备原理、装置、技术,目的是解决 HA 基人工骨脆性大、韧性低等一系列难题,从而获得优异力学与生物学性能的生物复合材料或硬组织植入体材料。本书具体内容如下:

首先针对 CF 与 HA 基体之间热膨胀系数不匹配及 CF 氧化损伤的问题,对 CF 表面进行改性处理并制备定向烧结保护涂层、厚度和形貌可控的纳米 HA 生物活性涂层。研究 CF 表面制备多功能梯度涂层的工艺条件、形成机理;阐明不同烧结工艺对复合材料力学性能的影响机理。探究微观结构、涂层 CF 与 HA 基体之间的作用机制,不同结构之间界面与性能的关系。制备的烧结保护生物活性涂层能够有效缓解 CF/HA 复合材料制备过程中 CF 与 HA 热膨胀系数不匹配以及复合材料高温烧结时碳纤维氧化损伤,解决 CF 增强 HA 人工骨材料所存在的强度提高不足、韧性差以及弹性模量较大的问题。

其次,研究 CF 可控排布对 HA 复合材料力学性能的影响。通过控制 CF 在 HA 基体中的分布状态制备结构可控的 CF/HA 复合材料,进而研究 CF 不同形态、排布层数对复合材料综合力学性能的影响规律。

最后,引入增强材料碳纳米管(CNT)和碳化硅晶须(SiC_w)对 HA 进行增强增韧。通过对 HA 进行 Mg^{2+} 掺杂制备 Mg – HA 粉体,采用常压烧结法制备 CNT 强韧 Mg – HA 复合材料。采用水热合成法和常压烧结法制备 SiC_w – HA 复合材料,并对其力学性能和生物学性能进行研究。

本书研究制备的 HA 基人工骨与人骨力学性能匹配,且满足人体骨不同部位使用要求,实现了人工骨力学性能与生物学性能的良好统一,具有很大的临床应用前景。

本书内容共 4 章。所有章节内容均为笔者所带领的研究团队多年来研究成果的积累,撰写过程中由笔者构思、参与撰写并最后定稿,参与著作撰写的其他人员都是笔者指导的硕士研究生（王旭东、张黎、杨建军、何富珍、张伟刚、刘庆瑶、孙秀丽、王婉英、陈雪岩、郑佳梅、桂珍珍、魏森森、赵振洋、刘傲、范强、马林林、杨智）。

写作本书曾参阅了相关文献资料，在此，谨向其作者深表谢意。

本书的研究成果得到国家自然科学基金项目（51772179，CF 表面梯度烧结保护–纳米 HA 涂层的构筑及其实现增强 HA 人工骨材料的基础研究；51072107，磁电化学法制备碳/碳复合材料定向羟基磷灰石/胶原复合涂层的基础研究）和陕西高校青年创新团队（生物材料 3D 仿生制备及金属板材控形控性技术研发创新团队）的资助。

由于水平有限，书中难免存在不足之处，恳请广大读者批评、指正。

赵雪妮

2020 年 11 月

目　录

第1章 绪 论

1.1 羟基磷灰石基人工骨概述

1.1.1 羟基磷灰石概述

羟基磷灰石[$Ca_{10}(PO_4)_6(OH)_2$, HA]是人工骨组成成分中的主要矿物组分,它大约占据了人体骨质的70%,人体牙本质的60%,占据了牙釉质的90%。HA晶体是六方晶系,晶型为L_6PC对称型和$P6_3/m$空间群(一个六次轴和与其垂直的3个三次轴以及另一个垂直于六次轴的反映面),并且具有六角柱体结构[1],经典的HA晶体结构中与c轴垂直的平面是一个六边形,a、b轴之间的夹角是120°。HA的晶胞参数中,$a = 0.943 \sim 1.938$ nm,$c = 0.686 \sim 0.688$ nm。

HA的理论钙磷摩尔比为1.67,是一类微溶性的磷酸钙盐[2-3]。HA的晶体结构如图1-1所示,其单位晶胞由10个正二价的Ca^{2+}、6个负三价的PO_4^{3-}和2个负一价的OH^-组成,且它们位于不同位置,晶格常数$a = b = 9.42Å(1Å = 10^{-10}$ m),$c = 6.88Å$[4]。HA结构中PO_4^{3-}是四面体网络结构,这就使得HA的稳定性非常好。

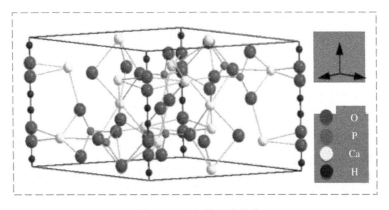

图1-1 HA的晶体结构

通过对人体骨组织结构的研究发现,人体骨是一种自然存在的主要由无机和有机材料组成的复合材料,虽然在人体内所处位置不同以及所承载的载荷存在差异使得其微观结构有所不同,但其组织成分基本相似。人体骨主要由外层致密的密质骨与内部疏松的松质骨组成,这样的结构赋予了人体骨独特的复合材料性能[5]。人体骨的骨干中有机部分由胶原纤维和糖蛋白构成,约占骨干质量的 35%;无机部分主要包括 HA 等,约占骨干质量的 65%[6]。HA 在人体骨内呈纤细的针状或棒状,并在胶原纤维内部沿其定向有序排列。因此,人体骨与胶原纤维相比具有更高的强度,比纯 HA 更富于韧性。人体骨的密度约为 3.16 g/cm^3、杨氏模量约为 3.5~20 GPa、抗弯强度约为 70~130 MPa。典型人体骨骼的层次结构如图 1-2 所示[7]。

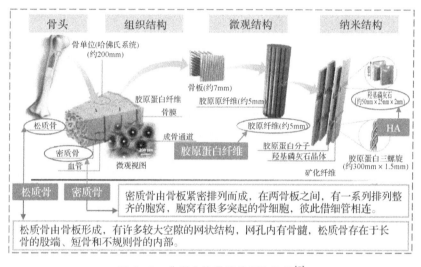

图 1-2 典型人体骨骼的层次结构[7]

20 世纪中后期,一些研究者在充分掌握了人体骨组织特征后发现部分生物陶瓷,特别是 HA,具有良好的生物相容性与生物活性,力学性能也与人体骨相匹配[8]。美国学者 Roy 和日本学者 Hideki 等在 20 世纪 70 年代中期首次人工合成了 HA 粉体,同时出现了与其相关生物材料的报道,并且其开始在临床上使用[9]。另外,Aoki 等[10]证明了高温烧结制备而成的 HA 生物陶瓷仍具有良好的生物相容性。自此,全世界各国研究者们都开始对 HA 相关生物材料进行研究及临床应用,开创了人工骨替代修复材料的新纪元。

近年来,有研究进一步认为,HA 不仅是人体硬组织的主要无机成分,而且具有化学性能稳定、耐腐蚀,与生物体能形成良好化学键结合等优点。当用于替换或修复人体骨组织时,HA 生物材料植入人体后,短时间内其表面的钙和磷会游离出材料并被身体组织吸收,用以诱导新骨组织的生长,在植入体-骨组织结合界面处产生一层类似于骨胶质的黏合物(主要由缺钙碳酸磷灰石晶粒构成,对形成骨性的化学键合能起到决定性的作用),有助于植入体与人体组织之间形成良好的融合[11]。目前,HA 作为骨替代修复生物材料已被广泛应用于部分人工骨的修复和替换中,在生物医用材料中占有重要的地位。

1.1.2 羟基磷灰石人工骨

人体承重部位的骨移植替代材料最基本的要求是拥有良好的断裂韧性,保证其在受力时具备所需的应变能力。然而,虽然 HA 晶体结构具有良好的化学稳定性(具体的生物、物理化学和力学性能参数见表 1-1),但是纯 HA 生物材料具有脆性大、强度低(弯曲强度和断裂韧性等力学性能指标均低于人体密质骨)、不易加工、抗疲劳性差以及对裂纹敏感等缺点,这使得其仅能用于小型非承载骨的移植,极大地限制了其作为性能优异的骨修复材料在人体承重部位的应用[4, 12]。

表 1-1 羟基磷灰石的生物、物理化学和力学性能

性 能	参 数	性 能	参 数
化学组成	$Ca_{10}(PO_4)_6(OH)_2$	密度/$(g \cdot cm^{-3})$	3.16
Ca/P 摩尔比	1.67	相对密度/(%)	95~99.5
晶格类型	六边形	断裂韧性/$(MPa \cdot m^{1/2})$	0.7~1.2
空间组	$P6_3/m$	硬度(HV)	600
晶胞尺寸/Å	$a=b=9.42, c=6.88$	分解温度/℃	>1 000
杨氏模量/GPa	80~110	熔点/℃	1 614
弹性模量/GPa	114	介电常数	7.40~10.47
弯曲强度/MPa	115~200	生物相容性	高
细胞相容性	高	骨传导性	高

移植替代材料在使用过程中由于其表面长期与人体组织、血液或细胞直接接触,两者之间相互的作用将使各自的性质和功能受到极大的影响,甚至在生物体内发生炎症、血栓、毒性等不良反应,严重影响移植修复效果[13]。与其他人工骨材料相比,用 HA 生物陶瓷材料作为基体制备的人工骨复合材料不仅本身具有良好的生物相容性、生物稳定性及生物活性,而且力学性能,特别是断裂韧性比纯 HA 生物陶瓷更加突出,可以在人体中长期稳定的存在,还能诱导新骨组

织的生长，与人体骨之间形成牢固的植入体-骨组织界面[10]。另外，HA 人工骨复合材料在设计与制备方面的可塑性更大，能够更好地满足使用者的需求。

1.2 羟基磷灰石基人工骨的制备方法

1.2.1 烧结制备方法

1.常压烧结

常压烧结法是将材料预先制成一定形状的压坯，然后对压坯在不进行加压的情况下，即在大气压力下烧结成型的复合材料制备方法，也是目前应用最为普遍的一种烧结方法。常压烧结主要分为空气条件下和特殊气氛条件下两种方式。对于复合材料的制备，常压烧结法能够有效避免热压烧结的一些工艺缺陷（包括工艺过程复杂、能源浪费、效率较低等），被认为是制备 CF/HA 复合材料的理想方法。但是与热压烧结相比，由于烧结过程中缺少压力及模具存在约束作用，HA 基体的脱羟与分解难以避免，因此基于常压烧结工艺，要想实现 CF/HA 复合材料的制备，必须在碳纤维表面构筑一层兼具烧结保护与缓解热膨胀系数差异的多功能涂层。

2.热压烧结

热压烧结法是指在真空环境下，对处于限定形状模具中的松散状态粉末沿单轴方向施加压力并同时升温加热，使烧结样品不再依赖材料表面能和表面应力作用，直接借助外界施加的力使材料收缩、使气体排出来实现致密化，将材料成形与烧结一起完成的技术。热压烧结时，处于热塑性状态的粉体形变阻碍作用弱，颗粒之间的相互接触得到促进，晶粒的扩散及液相传质被加速，从而抑制晶粒长大。因此所制备的试样致密化程度较高，孔隙率很低且晶粒细小。

3.热等静压烧结

热等静压烧结是一种集高温、高压于一体的工艺生产技术，加热温度通常为 1 000～2 000 ℃，通过以密闭容器中的高压惰性气体或氮气为传压介质，工作压力可达 200 MPa。在高温、高压的共同作用下，被加工件的各向均衡受压，故加工产品的致密性高、均匀性好、性能优异。同时，热等静压烧结具有许多突出的优点：①具有生产周期短、工序少、能耗低、材料损耗小等特点[14]。②可以直接从粉体制得大尺寸和形状复杂的陶瓷制品。③能制备出微观结构均匀且几乎不含气孔的致密陶瓷，可显著改善陶瓷的各种性能。④可以降低烧结温度，并能有效地抑制材料在高温下发生很多不利的变化，避免晶粒的二次再结晶和高温分解等[15]。

4. 放电等离子体烧结(Spark Plasma Sintering,SPS)

以上常压烧结、热压烧结及热等静压烧结均为传统烧结方式。传统烧结方式制备的复合材料致密化程度很难实现较高状态,且由于整个烧结过程较长,在高温烧结过程中晶粒生长很快,晶粒尺寸较大。所以,随着新烧结技术的出现和发展,微波烧结法、放电等离子体烧结法等新技术逐步应用于陶瓷材料的制备。

SPS 技术是在加压情况下对粉体样品的两端释放大电流、低电压的脉冲直流,通过火花放电瞬间产生的等离子体实现加热,利用热、场效应等完成短时间快速升温烧结的新技术[16]。当烧结开始时,颗粒之间的间隙和接触点形成由电场诱导出现的正负极。脉冲电流的作用使粉末颗粒之间产生放电现象,同时可以去除样品表面吸附的气体和杂质而起到净化作用。颗粒的接触点产生"放电缩颈"及颗粒之间出现"连桥"现象,颗粒表面活化,扩散阻碍减少,最终实现陶瓷粉末致密化[16]。SPS 技术的烧结快速、时间短、温度低等优势赋予了陶瓷材料特殊的结构和优异的性能,并且具备设备操作方便,自动化程度高等特点,近几年已经成为新型陶瓷制备的研究热点。

1.2.2　快速成型制备方法

1. 光固化成型技术(Stereo Lithography Apparatus,SLA)

光固化成型技术(SLA)也叫立体光刻技术。这种制备技术所用的原料以光敏树脂材料为主,但是在 3D 打印陶瓷材料方面可以使用陶瓷粉和光敏树脂混合形成的"浆料"[17]。该技术的原理是用特定波长与强度的激光聚焦到光固化材料表面,使之以由点到线、由线到面的顺序凝固,完成一个层面的绘图作业,然后升降台在垂直方向移动一个层片的高度,再固化另一个层面。这样层层叠加构成一个三维实体。田宗军等以微米级羟基磷灰石粉末和光敏树脂为原料,配制出可供 3D 打印的羟基磷灰石陶瓷浆料,采用光固化 3D 打印工艺,成型出羟基磷灰石陶瓷坯体[18]。基于光固化成型技术可以制作具有生物活性的人工骨支架,并且该支架具有很好的机械性能和生物相容性,有利于骨组织细胞的依附和生长[19]。目前,该技术正朝着高速化、精细化、微型化方向发展,将在生物、医药、微电子领域有更加广泛的应用。

2. 熔融沉积制造技术(Fused Deposition Modeling,FDM)

熔融沉积制造技术(FDM)的原料是热熔性陶瓷材料,设备主要由配合送料辊、导套和喷头三部分组成[20]。熔融沉积制造技术的工作原理是将陶瓷粉体与热塑性聚合物经挤出机制成丝后,在计算机的控制下,从轴线上绕出,通过温度高于聚合物熔点的液化器使混合丝熔融,再将熔融的混合物通过针头挤出沉积在平台上,获得陶瓷件生坯,然后通过脱脂处理去除坯体中的高分子黏结剂,在合适的高温条件下得到陶瓷制件。李敬等基于 FDM 成型技术研究了聚乳酸-纳米羟基磷灰石复合材料(PLA - nHA)的成型过程,并通过计算机仿真模拟,采用合理的工艺参数,极大地提高了打印精度[21]。

3.激光选择性烧结技术(Selective Laser Sintering,SLS)

激光选择性烧结技术(SLS)是采用激光有选择地分层烧结固体粉末的一种技术。这项技术的前提是物件的三维数据可用。而后三维的描述被转化为一整套切片,每个切片描述了确定高度的零件横截面。激光烧结机器通过把这些切片一层一层地累积起来,从而得到所要求的物件。在每一层,激光能量被用于将粉末熔化。借助于扫描装置,激光能量被"打印"到粉末层上,这样就产生了一个固化的层,该层随后成为完工物件的一部分。下一层又在第一层上面继续被加工,如此反复,得到三维多孔支架[22]。SLS 是最先用来制备陶瓷件的快速成型工艺。Wiria 等采用聚羟基乙酸内酯-羟基磷灰石作为支架材料,通过 SLS 技术制成了具有良好力学性能和组织相容性的支架[23]。

1.3　羟基磷灰石基人工骨的发展趋势

为扩展具有良好的生物相容性羟基磷灰石基人工骨的广泛应用,未来可在以下方面进行研究:

(1)一般陶瓷基生物复合材料韧性较差,后续加工是其能否获得广泛临床应用的重要环节。因此,有必要探索一种低成本、高效率的加工方法。

(2)研究所制备的复合材料在体外、动物体内等的生物学性能。测试生物诱导性及组织相容性,评价其生物安全性,以期获得临床应用。

(3)从仿生的角度出发,为达到与骨组织类似的多孔结构,采用多种方法制备出孔径大小适宜、孔隙率合理、具有优异成骨性能的多孔 HA 材料。

(4)建立仿生模型,为复合材料作为骨修复材料的应用提供理论指导。

第2章 涂层碳纤维及莫来石纤维增强羟基磷灰石人工骨

羟基磷灰石(HA)是人体硬组织的主要无机成分,具有优良的生物相容性和生物活性,是一种具有极大应用前景的骨移植修复材料[24]。但是纯 HA 生物材料具有脆性大、强度低(弯曲强度和断裂韧性等力学性能指标均低于人体密质骨)、不易加工、抗疲劳性差及对裂纹敏感等缺点,其仅能用于小型非承载骨的移植,极大地限制了其作为性能优异的骨修复材料在人体承重部位的应用[25-26]。目前,向 HA 基体中添加第二相以增强 HA 基体材料的力学性能是主要的增强手段之一,HA 复合材料主要的增强方式包括晶须增强、纤维增强以及相变增强等[27]。但是,利用晶须增强成本较高,而利用相变增强的提高幅度又很有限,因此,相比之下采用纤维作为 HA 的增强材料较为理想。理论表明,当纤维增强复合材料受到外力冲击时,作为增强相的纤维将作为外力的主要承载体,消耗大量能量,而且纤维的交织结构又能有效地阻碍基体裂纹的产生与扩展,进而产生强韧的效果[28]。

莫来石($Al_{4+2x}Si_{2-2x}O_{10-x}$)是常压下铝-硅系统中唯一稳定的中间相。它也是氧化铝和二氧化硅的固溶相,在合成陶瓷中比较常见,而很少作为天然矿物存在[29]。其在高温下较优的弯曲和压缩强度使莫来石的许多性能优于其他金属氧化物[30-31]。此外,莫来石纤维(MF)继承了莫来石的优势,属于生物惰性材料,且成本低,移植到体内后可以保持稳定,机体不产生排异反应,它被认为是增强陶瓷材料的理想候选材料之一。相关文献研究了 MF 对 HA 陶瓷材料的增强效果,表明复合材料的断裂韧性、弯曲和压缩强度都得到了提升。

碳纤维(CF)的 C 含量约为 90%,其作为新型的功能材料,具备质量轻(ρ 约为 1.74~2.0 g/cm³)、耐腐蚀、模量以及比强度高、热膨胀系数低($\alpha_{CF}=1\times10^{-6}℃^{-1}$)等一系列优势,是一种理想的增强体材料[32-33]。另外,CF 具有优异的力学性能、固有的生物组织相容性以及惰性,能传导和提升骨组织器官的再修复,同时可以在人体组织生理环境中长时间稳定存在[34],CF 增强 HA 基复合材料(CF/HA)作为生物医学材料学科领域的新型可再生材料,具有良好的生物相容性和力学性能,但 CF/HA 复合材料仍旧难以实现临床应用,主要是因为在 CF/HA 在制备过程中,CF 较低的抗氧化性以及 HA 基体的脱羟分解易造成 CF 产生氧化损伤[35]。此外,CF 与 HA 基体在热膨胀系数和表面化学性质方面存在较大差异,从而严重削弱了 CF 与 HA 基体的界面结合强度,最终导致 CF 对 HA 的强韧效果和复合材料的生物力学性能均未达到理论水平[36],要想实现 CF/HA 复合材料的制备,可在碳纤维表面构筑一层兼具烧结保护与缓解热膨胀系数差异的多功能涂层。本章将介绍几种涂层纤维的制备及其增强复合材料的研究进展,同时介绍 MF 增强 HA 陶瓷材料的研究情况。

2.1　纳米 HA 涂覆 CF(nHA – CF)增强 HA 人工骨

碳纤维是一种生物惰性材料,表面能较低,与 HA 基体之间的结合能力差,特别是由于两者之间的热膨胀系数相差非常大,导致 CF/HA 复合材料界面处易产生较大的间隙而成为裂纹的源头,极大地降低碳纤维作为增强材料的强韧效果。本节通过 NHSH 氧化溶液对碳纤维进行改性处理,利用电化学沉积法在碳纤维表面沉积纳米 HA(nHA)涂层,进而以纳米 HA 涂覆 CF(nHA – CF)作为增强材料采用热压烧结制备 CF/nHA/HA 复合材料,并对其相关性能进行研究。

2.1.1　CF 的改性处理

1.CF 表面的改性处理

CF 属于生物惰性材料,未改性处理的 CF 比表面积小,极性的官能团及活性位点较少,因而会降低 CF 与表面涂层和 HA 之间的结合强度,造成界面处容易生长众多的不规则裂纹,进而在施力阶段其变成断裂的源头,严重削弱了 CF 的增强作用[37]。因此可以对 CF 通过改性处理,改善后续涂层沉积的界面性质。其工艺流程如图 2-1 所示,混合酸改性处理具体过程如下:

在数控超声波清洗器中将一定质量的碳纤维在室温下依次用纯净水、无水乙醇、丙酮和蒸馏水超声清洗,再利用质量分数均为 20% 的硝酸(HNO_3)、盐酸(HCl)和硫酸(H_2SO_4)以 1:1:1 比例所组成的混合酸溶液(NHS)中对 CF 进行超声处理,在室温下超声处理 2h 后取出用蒸馏水洗净,最后采用氢氧化钠(NaOH)溶液进行酸碱中和处理,用蒸馏水清洗,干燥后就可获得改性处理的 NHS – CF。

混合酸/双氧水改性处理:先将碳纤维清洗除胶,再利用以质量分数均为 20% 的 HNO_3,HCl,H_2SO_4 及双氧水(H_2O_2)按 1:1:1:1 比例所组成的 NHSH 溶液对 CF 进行超声处理。最后酸碱中和处理,清洗干燥可获得改性处理的 NHSH – CF。

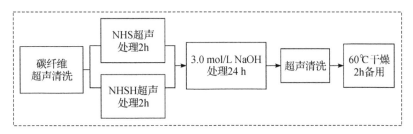

图 2 - 1　碳纤维表面改性处理工艺流程图

2.CF 性能的表征

CF 的表面性能对其与涂层之间的结合力以及界面应力的传递具有重要的影响。CF 表面性能与其形态结构、表面能和表面粗糙度等有关。因此,在 CF 表面制备涂层之前,需要对其进行改性处理来改善 CF 的表面性能。此处主要表征改性前、后碳纤维的形貌、表面润湿性、表面能、接枝官能团的类型及数量。

(1)CF 的微观形貌。图 2 - 2 所示为混合酸改性处理前、后 CF 的表面 SEM 图。从图 2 - 2(a)(b)中可以看出,未处理的 CF 表面相对光滑平整,保持其原有的形貌结构,仅留有加工过程中形成的纵向凹槽。而图 2 - 2(c)(d)表明经改性处理之后的 CF 表面生成了大量的点蚀凹坑,另外,原有纵向凹槽的宽度增加,部分沟槽宽度增加至 0.79 μm 左右,同时混合酸的氧化刻蚀使其表面沟槽变得更加均匀密集,有利的方面是密集的凹槽进一步为涂层的沉积提供了表面活性位点。CF 表面被混合酸氧化刻蚀的同时伴随有超声波的"空化效应",在纤维和混合酸溶液界面处形成了高速的微射流和冲击波,进而使 CF 表面得到了有效改性处理[38]。另外,经过混合酸改性处理后,CF 表面没有发现明显的腐蚀和破裂情况。

(2)CF 的傅里叶变换红外吸收光谱仪(Fourier Transform Infrared Spectroscopy,FTIR)光谱。图 2 - 3 所示为改性处理后 CF 的 FTIR 图谱。未改性处理 CF 的 FTIR 曲线平整光滑,没有出现明显的伸缩振动吸收峰[39]。然而从改性的 CF FTIR 光谱可以观察到,改性处理后的 CF 表面接枝了大量活性含氧官能团。在 672 cm^{-1},1 579 cm^{-1},3 150 cm^{-1} 处为—OH 基团的峰位,在 916 cm^{-1},1 723 cm^{-1},3 969 cm^{-1} 处为—COOH 基团的峰位[39-40],这表明经过混合酸改性处理的 CF 表面引入了新的活性基团,表面引入的活性基团可以缓解 CF 固有的表面生物惰性,综合改善其表面活性。同时 CF 表面形成的活性含氧官能团(—OH、—COOH)会为构筑涂层提供大量沉积位点,进一步可提高 CF 与涂层之间的化学键合力和界面结合力。

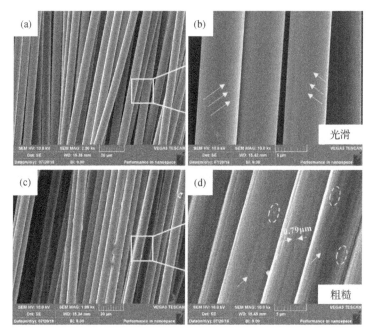

图 2-2　改性处理前、后 CF 的表面 SEM 图

(a)未改性处理 CF　×2 000;(b)未改性处理 CF　×10 000;

(c)改性处理 CF　×2 000;(d)改性处理 CF　×10 000

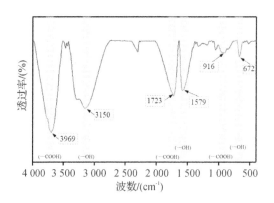

图 2-3　改性处理后 CF 的 FTIR 图谱

(3)CF 的表面润湿性。润湿性是材料表面的基本性能。研究表明,与疏水表面相比,亲水表面可以更好地诱导表面涂层的沉积。图 2-4 所示为混合酸改性处理前、后 CF 表面润湿角,从图 2－4(a)(b)中可以看出,未改性 CF 与水溶液的润湿角为 89.60°,改性 CF 与水溶液的润湿角为 40.89°。这是由于未改性 CF 表面惰性 C 元素富集,活性 O、N 等元素的逸出使得 CF 表面具有极高的惰性,溶液对其表面难以浸润[41],相反,改性 CF 表面易于水溶液浸润,润湿性得到极大改善。经混合酸改性后,CF 表面引入了羟基、羧基等含氧基团,显著地改善了 CF 的表面活性,进而提高了溶液对改性 CF 表面的浸润性。另外,改性处理后 CF 的表面粗糙度和比表面积明显增加,有利于水溶液的附着、铺展,从而使得 CF 的表面润湿性得到改善[35, 42]。

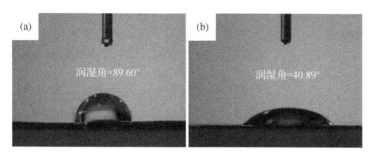

图 2－4　改性处理前、后 CF 的表面润湿角

(a)改性处理前;(b)改性处理后

2.1.2　nHA 涂层的制备及表征

1. 电化学沉积法制备 nHA 涂层

为有效缓解 CF/HA 人工骨复合材料在热压烧结过程中,CF 与 HA 基体之间热膨胀系数不匹配的问题,采用电化学沉积法(ECD)在碳纤维表面预制形貌、成分及性能可控的 nHA 涂层。具体工艺过程如图 2－5 所示。

使用一定质量的磷酸二氢铵($NH_4H_2PO_4$)、硝酸钙[$Ca(NO_3)_2$]和硝酸钠($NaNO_3$)配制成溶液,三种溶液按 1∶1∶1 的比例混合,确保 Ca、P 摩尔比为 1.67;然后把三种溶液配制成所需的电解液,混合均匀后,逐滴滴加稀 HNO_3 或氨水($NH_3 \cdot H_2O$),将电解液初始 pH 值在室温下调节至 6.00 ± 0.02;将获得的电解液置于水浴箱中,以表面改性处理后的碳纤维作为阴极,以石墨片作为阳极,在恒电流模式下进行第一次 nHA 涂层的电化学沉积,为研究沉积时间对碳纤维表面 nHA 涂层厚度和形貌的影响,可继续进行第二、三次沉积;电化学沉积过程结束后取出表面沉积有 nHA 涂层的碳纤维,清洗除去表面残留的电解液,然后干燥,即可获得表面沉积有 nHA 涂层的碳纤维(nHA－CF)。

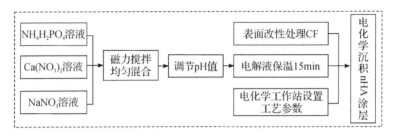

图 2-5　电化学沉积 HA 涂层工艺流程图

2.nHA 涂层的表征

(1)nHA 涂层的极化、沉积质量曲线。在用碳纤维表面电化学沉积法制备 nHA 涂层的过程中,阴极发生还原反应,诱导 nHA 晶体的形核与生长,总的离子反应如下[43]:

$$10Ca^{2+} + 6PO_4^{3-} \rightarrow Ca_{10}(PO_4)_6(OH)_2 \tag{2-1}$$

图 2-6(a)所示为恒电流模式下 NHSH-CF 表面 nHA 涂层的沉积电压-时间曲线。从图中可以看出,随着沉积时间的增加,阴极(碳纤维)电阻增加,导致在恒电流模式下沉积电压呈现增大的趋势。具体地,NHSH-CF 表面沉积 nHA 涂层的过程中电压下降趋势稳定,在沉积 60 min,120 min 和 180 min 后,电压分别保持在 2.26 V,2.28 V 和 2.30 V。沉积电压与时间之间呈现出了一定的变化规律:首次沉积时,具有良好导电性的 NHSH-CF 表面富集了大量电子,nHA 涂层的沉积速率较大,导致随着沉积时间的增加沉积电压出现明显的下降。然而,在第二和第三次电化学沉积过程中,NHSH-CF 表面逐渐被非导电的 nHA 涂层所覆盖,导致 nHA 涂层的沉积速率减小并逐渐趋于饱和。图 2-6(b)为恒电流模式下未改性处理碳纤维的沉积电压-时间曲线。从图中可以看出,未改性处理碳纤维的沉积电压-时间曲线波动较大,没有表现出明显的变化规律。除了沉积电压总体下降之外,还存在间歇下降与上升现象,这可能与其表面性能差异较大、状态不一致有关。

图 2-7 所示是未改性处理碳纤维和 NHSH-CF 表面 nHA 涂层的沉积质量百分比-时间曲线。在图中,两类碳纤维表面 nHA 涂层的沉积质量百分比都随着沉积时间的增加而增加,并且最终趋于饱和。在阶段Ⅱ中,nHA 涂层的沉积速率出现了明显的降低,这是因为非导电的 nHA 涂层覆盖于碳纤维表面,导致其导电性的降低,影响了沉积速率。具体是由于电化学沉积过程中,离子在电场力的驱动下向电极表面运动并形核长大,而作为阴极的碳纤维如果导电性变差则会减缓离子的运动速率、降低阴极附近 OH^- 的过饱和度,最终涂层的沉积速率减小,甚至无法在阴极表面形核。碳纤维的导电性能决定了 nHA 涂层的沉积速率,并将进一步影响 nHA 涂层的微观结构与形貌。

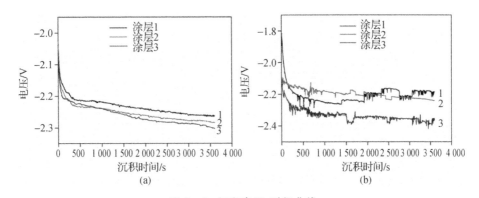

图 2 - 6　沉积电压-时间曲线

（a）NHSH - CF；（b）未改性处理碳纤维

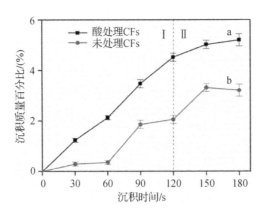

图 2 - 7　碳纤维表面 nHA 涂层沉积质量百分比-时间曲线

在相同沉积时间下，未改性处理碳纤维表面上 nHA 涂层的沉积质量百分比与沉积速率均分别低于涂层在 NHSH - CF 上的沉积质量百分比与沉积速率。这是由于 NHSH - CF 的比表面积增大、活性含氧官能团数量的提高，可以为 nHA 晶体的沉积提供更多的形核位点，确保涂层均匀、稳定及连续的沉积。相反，在未改性处理碳纤维表面上几乎没有活性含氧官能团以诱导涂层的形核与生长。

（2）nHA 涂层的形貌表征。图 2 - 8 所示为不同沉积时间下 NHSH - CF 表面 nHA 涂层的 SEM 图。与未改性处理碳纤维表面的沉积情况相反，NHSH - CF 表面的 nHA 涂层均匀、致密地包覆于碳纤维表面。而且随着沉积时间的延长，nHA 晶粒由纳米针状逐渐转变为纳米六角棒状结构，与天然骨组织的结构具有高度的相似性。进一步研究发现，在沉积 60 min 后，NHSH - CF 表面上

nHA 晶体的平均直径为 $60 \sim 80$ nm,沉积 120 min 和 180 min 后,nHA 晶体的平均直径分别为 $80 \sim 150$ 和 $150 \sim 200$ nm。另外,NHSH-CF 表面的 nHA 涂层并未出现脱落现象,这也表明,由于其表面存在大量的活性含氧官能团,当 NHSH-CF 沉积时,nHA 涂层可能形成了良好的化学键合,结合强度得到了极大的提高。因此,通过电化学沉积法在 NHSH-CF 表面上成功地制备出了具有结构、形貌和厚度可控的 nHA 涂层。nHA 涂层在 NHSH-CF 表面上稳定生长,并显示出一定的规律,即 nHA 晶体同时在纵向和径向方向上生长,针状晶体随着沉积时间的增加逐渐转变为棒状晶体等。另外,由于 NHSH 处理后的碳纤维表面存在大量的活性含氧官能团,与 nHA 晶体能形成良好的化学键合,而且 nHA 涂层与基体结合紧密,未出现脱落现象。

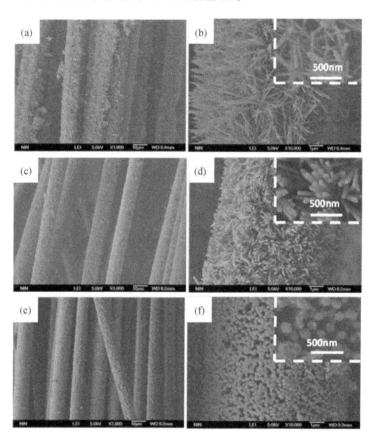

图 2-8　不同沉积时间下 NHSH-CF 表面 HA 涂层的 SEM 图

(a) 电沉积 60 min　×1 000;(b) 电沉积 60 min　×10 000;(c) 电沉积 120 min　×1 000;
(d) 电沉积 120 min　×10 000;(e) 电沉积 180 min　×1 000;(f) 电沉积 180 min　×10 000

（3）nHA 涂层的物相分析。图 2-9 所示为碳纤维表面涂层的 XRD 图。从图 2-9(a)(b)可以看出,在 $2\theta=25.8°$ 处出现了一明显的宽特征衍射峰,该峰对应于石墨微晶的(002)晶面。图 2-9(b)是 NHSH-CF 表面涂层的 XRD 图。在 2θ 为 $31.7°,32.9°,34.0°,39.8°,46.7°,49.5°$ 和 $53.2°$ 处的衍射峰分别对应 HA 的(211)(300)(202)(130)(222)(213)和(004)晶面[44]。图 2-9(a)是未改性处理碳纤维表面涂层的 XRD 图,与图 2-9(b)相比,HA 特征衍射峰的强度显著降低,甚至有部分衍射峰并未被观察到。这可能是因为未改性处理碳纤维表面的 nHA 涂层较薄、分布松散。理论上,假设所有其他条件保持不变,XRD 衍射峰的强度与物质的量成正比。图 2-9(b)中 HA 的衍射峰更加尖锐、强度更高,说明 NHSH-CF 表面 nHA 晶体的结晶度更好,涂层的纯度也较高。同时,这个结果还表明,在 NHSH-CF 表面上 nHA 涂层的沉积量大于在未改性处理碳纤维上涂层的沉积量,这与碳纤维表面 nHA 涂层的 SEM 图结果一致。

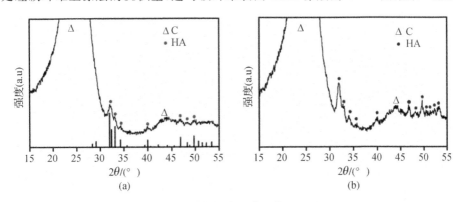

图 2-9　碳纤维表面涂层的 XRD 图
（a）未改性处理碳纤维；（b）NHSH-CF

3.nHA 涂层的电化学沉积机理

图 2-10 是短时间下未改性处理纤维和 NHSH-CF 表面上 nHA 涂层的 SEM 图。通过研究短时间下碳纤维表面 nHA 涂层晶粒尺寸及分布状态,可以帮助探索电化学沉积过程中 nHA 涂层的形成机理。对比图 2-10(a)(c)和(b)(d)可以发现,在电化学沉积初期,未改性处理碳纤维表面 nHA 晶体的分布稀少且松散,而 NHSH-CF 表面 nHA 晶体的分布均匀而致密。这可以由 NH-SH-CF 表面大量活性含氧官能团提供了 nHA 涂层沉积更多、更均匀的形核位点加以解释。

综上所述,在 CF 和 nHA 表面存在以实现基体和涂层之间有效结合的活性含氧官能团,进而通过这些官能团反应化学结合形成界面。因此,碳纤维基体上作为形核位点的活性含氧官能团数量和分布状态显著地影响着 nHA 涂层的沉积速率、均匀性和致密度。未改性处理碳纤维表面上的形核位点少且分布不均，导致 nHA 晶体的不稳定形核与生长。相比之下，NHSH - CF 表面的形核位点数量增加并均匀分布，为 nHA 晶体的形核和生长创造了有利的条件。

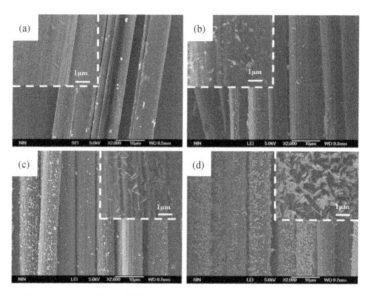

图 2 - 10　短时间下纤维和 NHSH - CF 表面 nHA 涂层的 SEM 图
（a）未改性处理碳纤维沉积 15 min；（b）未改性处理碳纤维沉积 30 min；
（c）NHSH - CF 沉积 15 min；（d）NHSH - CF 沉积 30 min

　　结合上述研究结果，利用电化学沉积法可以在碳纤维表面直接沉积获得 nHA 涂层。具体过程描述如下：①在含有 Ca^{2+} 和 $H_2PO_4^-$ 的电解液中，由于外加电场的作用，阴极（碳纤维）附近的 H_2O 首先被电解产生 OH^-；②随着电解 H_2O 反应的持续进行，阴极区域的 OH^- 增多，逐渐形成 OH^- 的过饱和溶液，导致附近溶液的 pH 值增大；③电解液中的 Ca^{2+} 和 PO_4^{3-} 在电场力的作用下不断向阴极富集，并在阴极上相继发生如下化学反应：

$$2H_2O + 2e \Longrightarrow H_2 + 2OH^- \tag{2-2}$$

$$OH^- + H_2PO_4^- = HPO_4^{2-} + H_2O \tag{2-3}$$

$$OH^- + HPO_4^{2-} = PO_4^{3-} + H_2O \tag{2-4}$$

$$10Ca^{2+} + 6PO_4^{3-} + 2OH^- = Ca_{10}(PO_4)_6(OH)_2 \tag{2-5}$$

进而在碳纤维表面形成一定形貌、结构及成分的 nHA 涂层。反应过程示意图如图 2 - 11 所示[45]。

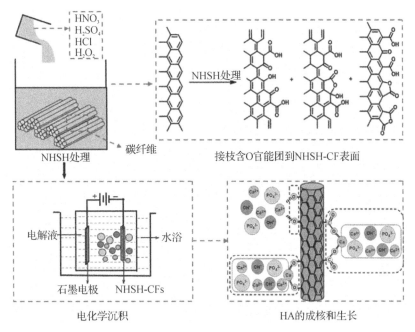

图 2-11　电化学沉积过程反应示意图

从以上反应式可以发现,第一步的电解 H_2O 反应主要是为后面的反应提供 OH^-,在电解开始后,阴极附近不断产生 OH^-,同时释放出 H_2,pH 值逐渐增大使得附近溶液的 OH^- 达到一定的过饱和度。此时,阴极表面按照式(2-4)所示过程进行 HA 的形核,并在一定的过饱和度下持续生长,进而在阴极表面沉积获得 nHA 涂层。

2.1.3　CF/nHA/HA 复合材料的制备与研究

1. CF/nHA/HA 复合材料的制备

采用热压烧结工艺制备 CF/nHA/HA 人工骨复合材料,具体过程如下:

首先将本研究所用 HA 粉体和 nHA-CF 干燥。然后,根据复合材料中碳纤维含量的不同,将 2~4 mm 的短切纤维 nHA-CF 加入 HA 粉体中,利用行星球磨机混合均匀,CF/nHA/HA 复合粉体中 nHA-CF 的质量分数分别为 0.5%,1.0% 和 1.5%;将所得混合均匀的复合粉体装入石墨模具中,然后在真空环境中热压烧结成形(烧结温度为 900 ℃ 或 1 000 ℃),最终得到 CF/nHA/HA 复合材料。工艺流程如图 2-12 所示。

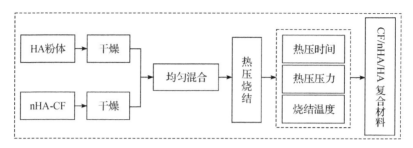

图 2 - 12　热压烧结工艺流程

2.CF/nHA/HA 复合材料的表征

(1)断面形貌。图 2 - 13 所示为 CF/HA 和 CF/nHA/HA 复合材料的断面 SEM 图。如图 2 - 13(a)(b)所示,CF/HA 复合材料中的碳纤维与 HA 基体之间形成了大量的界面间隙,界面间隙的宽度约为 $1.3\sim2.0~\mu m$。这可能是由于 CF 与 HA 基体之间热膨胀系数存在差异,在复合材料冷却过程中所产生的,而这些界面间隙将极大地降低复合材料的界面结合强度。理论表明,界面间隙在外力的冲击下将成为裂纹源头,而裂纹的生长最终将导致复合材料的开裂和破碎。相反地,从图 2 - 13(c)(d)中可以看出,在 nHA - CF 和 HA 基体之间几乎不存在任何明显的界面间隙,两者结合紧密。这表明 CF 表面的 nHA 涂层具有良好的缓冲作用,能够有效缓解碳纤维与 HA 基体之间的热膨胀差异。从图 2 - 13(b)的区域Ⅰ和图 2 - 13(d)的区域Ⅱ可以看出,CF/nHA/HA 复合材料中 nHA - CF 的表面更加粗糙、比表面积更大,这些特征对 nHA - CF 增强 HA 复合材料同样具有显著的积极作用。

图 2 - 14(a)所示为 CF/nHA/HA 复合材料的典型断面形貌。图中同时存在 HA 基体、碳纤维和 nHA 涂层,可以明显地观察到三相的界面结合特性。这样的断面形貌也进一步说明了 nHA 涂层可以作为桥梁有效地连接 HA 基体和碳纤维,增强界面相容性、减少界面应力。而正是由于 nHA 涂层的这种连接功能,CF/nHA/HA 复合材料的力学性能将得到极大的提高。图 2 - 14(b)是烧结温度在 1 000 ℃时 CF/nHA/HA 复合材料的基体 SEM 图。从图中可以看出,相比于图 2 - 13 中 900 ℃下 CF/nHA/HA 复合材料的基体,随着烧结温度的提高,HA 基体中晶粒之间的融合更加紧密,复合材料的致密度得到了提高,同样为改善复合材料的综合力学性能起到了积极作用。

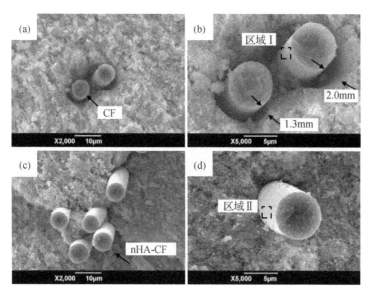

图 2-13　900 ℃下复合材料的断面 SEM 图

（a）CF/HA 复合材料 ×2 000；（b）CF/HA 复合材料 ×10 000；
（c）CF/nHA/HA 复合材料 ×2 000；（d）CF/nHA/HA 复合材料 ×10 000

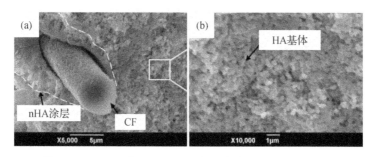

图 2-14　1 000 ℃下 CF/nHA/HA 复合材料断面 SEM 图

（a）CF/nHA/HA 复合材料特征断面；（b）1 000 ℃烧结下 HA 基体形貌

　　（2）物相组成。图 2-15（a）（b）分别是 CF/nHA/HA 复合材料的 XRD 图和 EDS 图。EDS 结果表明在 CF/nHA/HA 复合材料中仅存在四种元素，即 C、O、P 和 Ca 元素。C 元素来自碳纤维，Ca、P 和 O 元素则来自 HA 基体和 nHA 涂层。XRD 结果表明，所有出现的特征峰都可以被标记为 HA 和碳纤维，而没有来自其他物相明显的特征峰。特别是 HA 的主要特征衍射峰[（002）晶面、（210）晶面、（211）晶面和（300）晶面等]都与标准的 PDF 卡片（JCPDS, No.009-0432）相吻合，这表明热压烧结获得的 CF/nHA/HA 复合材料主要成分仍是纯度较高的 HA。这可能是由于热压烧结过程中存在轴向压力及模具限制有效地降低了 HA 的脱羟与分解程度，造成并未观察到 HA 分解产物（主要指 β - TCP）的特征衍射峰。这些结果表明，CF/nHA/HA 复合材料在热压烧结之后仍具有良好的生物相容性和生物活性。

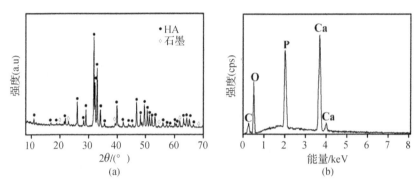

图 2 - 15　CF/nHA/HA 复合材料成分分析

（a）CF/nHA/HA 复合材料 XRD 图；（b）CF/nHA/HA 复合材料 EDS 图

（3）力学性能。图 2 - 16(a)所示为 CF/HA 和 CF/nHA/HA 复合材料的相对密度。复合材料试样的相对密度是参考相同制备条件下纯 HA 生物陶瓷的密度计算而得的。从图中可以看出，相同的烧结工艺下，CF/HA 和 CF/nHA/HA 复合材料的密度都低于纯 HA 生物陶瓷的密度。这主要是由于碳纤维作为增强材料密度（1.74~2.0 g/cm³）较低，使得复合材料整体的密度下降。此外，CF/HA 和 CF/nHA/HA 复合材料的密度都随着烧结温度的升高而增加，试样的致密度进一步提高。这是由于高温下 HA 基体颗粒的反应活性增加，颗粒扩散速度加快、接触更加充分，促进了 HA 晶粒之间的融合，因此，复合材料密度提高。另外，从 CF/HA 复合材料的断面 SEM 图（见图 2 - 13）同样可以看出，碳纤维与 HA 基体之间热膨胀系数的差异导致 CF/HA 复合材料界面处产生了大量的间隙，存在界面分离的现象，试样表面也出现了分层鼓泡等情况，这使得 CF/HA 复合材料的密度远低于 CF/nHA/HA 复合材料的密度。因此，CF/nHA/HA 复合材料获得了更高的密度。

图 2 - 16(b)是纯 HA、CF/HA 和 CF/nHA/HA 复合材料的弯曲强度。如图 2 - 16(b)所示，三类试样的弯曲强度具有相似的变化规律，随着烧结温度的升高，复合材料的弯曲强度都有不同程度的增加。CF/HA 和 CF/nHA/HA 复合材料分别在烧结温度为 1 000 ℃时获得了最高的弯曲强度[（18.27±1.04）MPa 和（23.44±1.26）MPa]。纯 HA 生物陶瓷在三种试样中表现出了最低的弯曲强度，其最大弯曲强度值在 1 000℃下仅为（8.78±0.98）MPa。对比结果可

以看出,CF/nHA/HA 复合材料的弯曲强度分别比 CF/HA 复合材料和纯 HA 的弯曲强度提高了约 41.1% 和 59.2%。

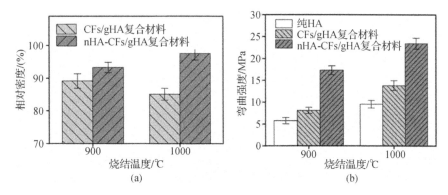

图 2-16　复合材料的力学性能

(a) 相对密度;(b) 弯曲强度

计算可得 CF/nHA/HA 复合材料的断裂韧性为 1.36 MPa·m$^{1/2}$,与纯 HA 和 CF/HA 复合材料的断裂韧性相比分别提高了 20.6% 和 41.9%。这样显著的差异被认为是由增强材料的本身性质以及复合材料界面结合性能共同引起的。烧结温度的提高能够很好地促进 HA 基体的融合,改善基体的强度;碳纤维表面的 nHA 涂层使碳纤维与 HA 基体之间热膨胀系数匹配,有效地提高了复合材料的界面结合强度,复合材料的综合力学性能,特别是弯曲强度极大地得到改善。因此,利用电化学沉积法在碳纤维表面制备获得 nHA 涂层,可以明显地改善碳纤维与 HA 基体之间的结合强度,抑制因热膨胀系数差异而引起的弱界面的形成。复合材料的力学性能的提高与改善也很好地证明了 nHA-CF 有利于 CF/nHA/HA 复合材料弯曲强度和断裂韧性的提高。

(4) 增强增韧机理。CF/nHA/HA 复合材料三点弯曲下的断裂行为进一步说明了 nHA-CF 对 HA 基体的增强增韧作用。图 2-17 是 CF/HA 复合材料和 CF/nHA/HA 复合材料的负载-位移曲线。如图 2-17(a)(c)所示,CF/HA 复合材料的最大负载在 900 ℃ 和 1 000 ℃ 下分别为 24.6 N 和 29.4 N。而且其曲线斜率较大,负载在较短的位移之后达到了最大值,然后迅速下降,这表明 CF/HA 复合材料具有明显的脆性断裂行为。另外,从图 2-17(b)(d)可以看出,CF/nHA/HA 复合材料的最大负载在 900℃ 和 1 000℃ 下分别达到了 48.4 N 和 54.0 N,较 CF/HA 复合材料其最大负荷有所增加。CF/nHA/HA 复合材料试样在较长的位移后才发生整体断裂,这意味着由于 nHA-CF 的存在,CF/nHA/HA 复合材料的假塑性增加。这种假塑性被认为主要源自 nHA-CF 与

HA 基体之间良好的界面结合强度。

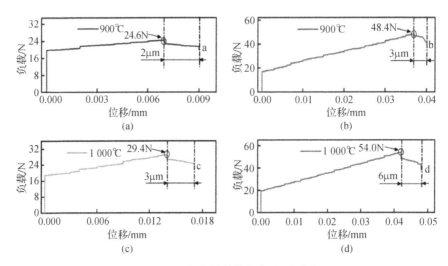

图 2-17　复合材料的负载-位移曲线

(a) CF/HA,900 ℃;(b) CF/nHA/HA,900 ℃;

(c) CF/HA,1 000 ℃;(d) CF/nHA/HA,1 000 ℃

CF/nHA/HA 生物陶瓷属于陶瓷涂层碳纤维增强复合材料,掌握该类材料强韧机理的对于实现科学控制其综合力学性能至关重要。研究表明,陶瓷涂层碳纤维的使用可以有效改善碳纤维增强复合材料的力学性能,陶瓷涂覆碳纤维提供阻力以抑制碳纤维增强复合材料中裂纹的产生和生长。特别地,陶瓷涂覆碳纤维可以吸收更多的能量,引起基体中裂纹的偏转,使其产生更曲折的路径以释放残余应力[45]。此外,这类纤维将减少由纤维和基体热膨胀系数差异引起的冲击。图 2-18 所示是 CF/nHA/HA 复合材料的微结构模拟图。

基于上述研究,CF/nHA/HA 复合材料的强韧机理如下所述。碳纤维的表面性能决定了后续电化学沉积过程中它与 nHA 涂层的结合行为,而表面活性含氧官能团的存在将提高碳纤维的表面极性,从而增强了对涂层的润湿和结合能力。NHSH 改性处理后的碳纤维表面状态(官能团的类型、数量及性质)得到了改善,这有利于电化学沉积过程中依靠界面化学键合诱导 nHA 涂层的形核和生长。在烧结制备 CF/nHA/HA 复合材料的冷却过程中,尽管在 nHA - CF 和 HA 基体之间没有发生任何明显的化学反应,碳纤维和 HA 基体之间产生的内应力也由于 nHA 涂层的存在而显著降低。此外,碳纤维表面的 nHA 涂层可以提供一种"桥接作用",实现碳纤维与 HA 基体之间的紧密结合。这不仅有助于增强复合材料界面的结合强度,还能防止裂纹在 HA 基体中的形成与扩展,极大地改善 CF/nHA/HA 复合材料的综合力学性能。

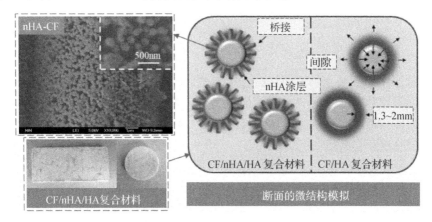

图 2 - 18　CF/nHA/HA 复合材料的微结构模拟图

2.2　SiC 涂层 CF(SiC - CF)增强 HA 人工骨

本节采用 NHSH 氧化溶液对碳纤维进行了改性处理,利用低压化学气相沉积法(LPCVD)在 NHSH - CF 表面制备了 SiC 的涂层,使得 SiC - CF 能够兼具增强界面结合强度与烧结保护的双重作用,进而以 SiC - CF 作为增强材料常压烧结制备 CF/SiC/HA 复合材料,并对其相关性能进行了研究。

2.2.1　SiC 涂层的制备及表征

1. LPCVD 法制备 SiC 涂层

为防止在烧结过程中 CF/HA 人工骨复合材料碳纤维的氧化损坏现象,设计利用 LPCVD 法在碳纤维表面制备抗氧化性能优异的 SiC 涂层。LPCVD 沉积过程中采用三氯甲基硅烷(CH_3SiCl_3,MTS)作为前驱体,提供碳纤维表面 SiC 涂层沉积反应所需的 Si 源和 C 源,以氩气(Ar)作为稀释气体,氢气(H_2)作为反应气体和载气。具体过程如下:

将一定质量的 NHSH - CF 干燥后,利用钼丝悬挂于低压化学气相沉积炉中作为 SiC 涂层的沉积基体。在 MTS 装入及设备检查完毕后,首先向沉积炉内通入 Ar 和 H_2,到达预设的沉积温度后,将置于恒温水浴中装有 MTS 的广口瓶气路系统开启;然后,通过鼓泡法,利用 H_2 将 MTS 送入混气罐中与 Ar、H_2 充分混合后,进入沉积炉内的沉积区域,开始碳纤维表面 SiC 涂层的制备,SiC 涂层沉积结束后,保持反应 H_2 和稀释气体 Ar 的气路通道畅通,关闭载气 H_2

和 MTS 气阀;最后,开启预设的降温程序,待沉积炉内温度降至室温后,通入空气,恢复炉内气压至常压后取出试样,即可获得表面沉积有 SiC 涂层的碳纤维试样,标记为 SiC - CF。

2.SiC 涂层的表征

(1)SiC 涂层的表面形貌。碳纤维表面 SiC 涂层的厚度、致密度以及均匀性等表面形貌对其抗氧化性能都有着极大的影响。选择 MTS 作为前驱体,在碳纤维表面热解生成 SiC 涂层,该过程含有一系列的中间反应,较为复杂。MTS 热解的总过程如下:[46]

$$CH_3SiCl_3 \rightarrow SiC(g) + 3HCl(g) \qquad (2-6)$$

在 CVD 法制备 SiC 涂层的过程中,SiC 涂层将经历四个阶段(即形核生长、小岛结构生长、网状结构生长和连续涂层形成)并且最终基于 SiC 颗粒的二次或三次形核作用形成完整、连续的涂层结构[47]。在 CVD 法制备涂层过程中发现涂层的生长模式与沉积物晶粒-基体结合力以及沉积物晶粒之间的结合力有关,主要分为层状生长和岛状生长两种[46]。而沉积时间是影响涂层厚度最重要的因素之一。图 2 - 19 所示为不同沉积时间下碳纤维表面 SiC 涂层的 SEM 图。从图 2 - 19(a)(b)中可以看出,当沉积时间为 1 h 时,碳纤维表面的 SiC 涂层以胞状颗粒结构为主,尺寸较小(平均直径约为 0.3 μm)。这样的 SiC 颗粒由于沉积时间过短并未形成连续结构,故无法完全包覆碳纤维基体,实现有效防止氧气的渗透,达到对碳纤维良好的烧结保护作用。从图 2 - 19(c)(d)中可以看出,将 LPCVD 的沉积时间提高至 3 h 时,碳纤维表面 SiC 胞状颗粒经过生长之后能够形成致密且连续的 SiC 涂层,并均匀地包覆于碳纤维表面,SiC 颗粒尺寸增加(平均直径约为 0.6 μm),涂层厚度达到 1.0 μm。另外,随着 SiC 涂层厚度的增加,表面单独的胞状颗粒减少,涂层更加光滑、完整。

SiC 涂层的厚度和颗粒尺寸都随着沉积时间的延长而增加,沉积 3 h 后所制备的 SiC 涂层致密均匀且连续,可以在常压烧结制备 CF/SiC/HA 复合材料过程中有效地阻止碳纤维基体的氧化损坏,充分发挥 SiC - CF 对 HA 基体的增强增韧作用。

(2)SiC 涂层的物相组成。图 2 - 20(a)(b)分别是 LPCVD 沉积 3 h 和 1 h 后 SiC - CF 的 XRD 图。从图 2 - 20(a)可以看出,XRD 图谱中的特征衍射峰主要对应于 β - SiC 的衍射峰以及来自碳纤维的碳衍射峰。具体在 2θ 为 25.8°处存在一个宽衍射峰,其归属于石墨微晶的(002)晶面,这表明 LPCVD 沉积过程中并未改变碳纤维的晶体结构[48-49]。在 2θ 为 35.5°,41.3°,59.8°和 71.6°处的衍射峰分别对应于 β - SiC 的(111)(200)(220)和(311)晶面(校对 β - SiC 的标准 JCPDS 卡,No.009 - 1129)。以上结果可以证明,在碳纤维表面沉积 3 h 所制备的涂层是由高纯度的 β-SiC 组成的。从图 2-20(b)的 XRD 图谱可以看出，除了明显的碳衍射峰以外[与图 2-20(a)中所显示的碳衍射峰相比，强度增大]，SiC 的衍射峰强度较低，这主要是由于沉积 1 h 后碳纤维表面的 SiC 涂层以胞状颗粒存在，厚度较薄，结晶性较差。

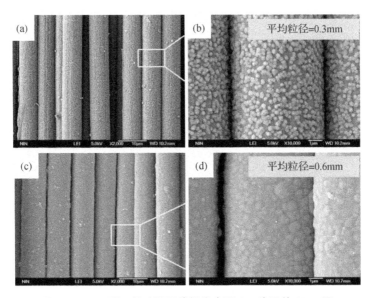

图 2-19　不同沉积时间下碳纤维表面 SiC 涂层的 SEM 图
(a) 沉积 1 h　×2 000;(b) 沉积 1 h　×10 000;
(c) 沉积 3 h　×2 000;(d) 沉积 3 h　×10 000

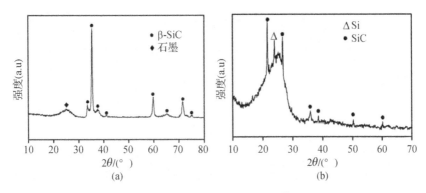

图 2-20　不同沉积时间下 SiC-CF 的 XRD 图
(a) 沉积 3 h;(b) 沉积 1 h

　　(3)SiC 涂层的抗氧化性能。SiC 涂层具有高熔点、高温下优异的机械性能、相对良好的抗氧化性以及在富氧气氛中的稳定性,是最常见的抗氧化陶瓷涂层之一[50]。为了获得表面沉积有 SiC 涂层碳纤维的抗氧化性能,采用等温氧化实验将无涂层碳纤维和 SiC-CF 分别在不同温度下放置 10～60 min 测试其抗氧化性能。图 2-21(a)(b)分别是无涂层碳纤维和 SiC-CF 在不同温度下的氧化曲线。

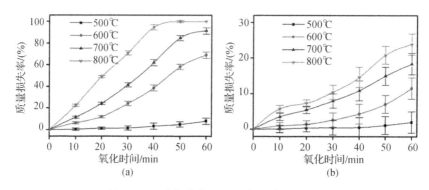

图 2-21　碳纤维在不同温度下的氧化曲线
(a) 无涂层碳纤维;(b) SiC-CF

从图 2-21 可以看出,两类碳纤维在 500 ℃下的等温氧化曲线几乎是水平的,没有任何明显的上升趋势(即使氧化时间延长至 60 min)。具体地,在 500 ℃下无涂层碳纤维和 SiC-CF 的质量损失率分别小于 2.0% 和 1.0%。而且,SiC-CF 的损失量小于无涂层碳纤维的损失量。从图 2-21(a)可以看出,无涂层碳纤维在 800 ℃下氧化 60 min 后,质量下降到原始质量的 0.51%,几乎完全消失。而对于 SiC-CF,在相同氧化条件下的质量损失率小于 25%,SiC 涂层表现出了对碳纤维优异的抗氧化保护作用。另外,对比两组等温氧化曲线可以看出,无涂层碳纤维的质量损失速率较高,且几乎保持不变。而 SiC-CF 的质量损失速率具有阶段性,在氧化 20 min 之后出现了增大现象,但总体上,SiC-CF 的质量损失速率远低于无涂层碳纤维。因此,通过 SiC 涂层的保护,特别是在相对高的温度下,碳纤维的抗氧化性能得到了显著的改善。

图 2-22 所示是无涂层碳纤维和 SiC-CF 在 800 ℃下氧化 60 min 后的 SEM 图。如图 2-22(a)(b)所示,无涂层碳纤维的形貌和结构被严重损坏,表面上出现了大量的氧化刻蚀凹坑。而且由于质量的损失,无涂层碳纤维的平均直径明显小于原始碳纤维的平均直径,从原始的 7.0～9.0 μm 下降至约 2.0 μm。然而,由图 2-22(c)(d)可以看出,在相同的氧化条件下,SiC-CF 的微观结构和平均直径几乎没有任何明显的变化。重要的是,在其表面上并未观察到 SiC 涂

层的开裂和剥离,这表明在等温氧化过程中,尽管涂层厚度仅为 $1.0~\mu\mathrm{m}$,碳纤维可以被 SiC 涂层很好地保护。

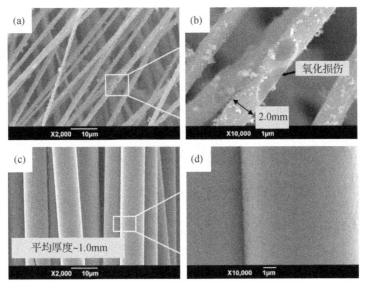

图 2 - 22　800 ℃下碳纤维氧化 60 min 后的 SEM 图
(a) 无涂层碳纤维　×2 000;(b) 无涂层碳纤维　×10 000;
(c) SiC - CF　×2 000;(d) SiC - CF　×10 000

(4)SiC 涂层的热震性能。SiC - CF 的热震氧化实验被用于评价 SiC 涂层对碳纤维的烧结保护性能[51]。图 2 - 23(a)是热循环次数与涂层质量损失率之间的关系。从实验结果可以发现,在热震氧化过程中,SiC - CF 质量的损失出现了明显的阶段性,主要分为三个阶段。在 A 阶段中,SiC - CF 的质量损失率在SiC 涂层经受约 5 个热循环之前几乎保持为 0,而在 B 和 C 阶段中,质量损失百分比和质量损失率都随着热循环次数的增加而提高。值得注意的是,在 24 个热循环之后,SiC - CF 的质量损失率小于 3.5%,这表明 SiC 涂层与碳纤维基体之间具有良好的结合强度。图 2 - 23(b)是 24 个热循环之后碳纤维表面 SiC 涂层的 SEM 图。图中清楚地反映了 SiC 涂层缺陷的存在,这被认为是热震氧化过程中 SiC 涂层质量损失的主要原因之一。此外,没有严重剥落现象和大量氧化空穴在 SiC 涂层表面出现,目前这些缺陷因不能充分提供 O_2 而损伤碳纤维的通道。因此,热震氧化实验很好地证明了碳纤维表面的 SiC 涂层与基体之间具有良好的结合强度,在后续的使用中能够实现对碳纤维的保护。

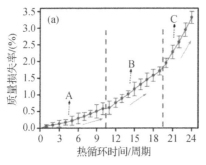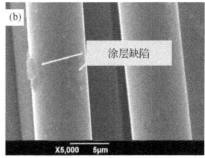

图 2-23　热震氧化实验结果图

（a）热震次数-质量损失率关系图；（b）24 个热循环之后 SiC-CF 的 SEM 图

2.2.2　CF/SiC/HA 复合材料的制备与研究

1.CF/SiC/HA 复合材料的制备

SiC-CF 作为增强材料，采用常压烧结工艺制备 CF/SiC/HA 人工骨复合材料，具体过程描述如下：

首先将 HA 粉体和 SiC-CF 干燥；然后，根据复合材料中碳纤维含量不同，采用 2～4 mm 的短切纤维 SiC-CF 加入 HA 粉体中，利用行星球磨机混合均匀，即可获得含有 SiC-CF 不同质量分数（0.5%、1.0% 和 1.5%）的 CF/SiC/HA 复合粉体；将所得混合均匀的复合粉体装入模压模具中，采用压片机将其压制成形，最后将压制成形的压坯干燥，再将其置于 N_2 气氛保护的管式炉内烧结成形（烧结温度分别为 1 000 ℃，1 100 ℃ 和 1 200 ℃），最终得到 CF/SiC/HA 复合材料，工艺流程如图 2-24 所示。

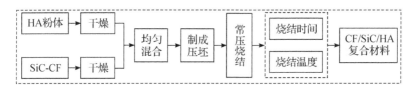

图 2-24　常压烧结工艺流程

2.CF/SiC/HA 复合材料的表征

（1）断面形貌。图 2-25 所示是不同烧结温度下 CF/SiC/HA 复合材料的断面 SEM 图。从图中可以看出，随着烧结温度的增加，HA 基体的烧结性能得到提高，主要表现为晶粒之间更好的融合以及基体致密度的增加。对比图 2-25 的（b）（d）（f）可以看出，在常压烧结温度为 1 000 ℃ 时，由于 SiC 涂层仍均匀、致密地包覆于碳纤维表面,因此碳纤维的表面形貌与结构较为完整,并未出现明显的氧化损坏现象。但是在该温度下,HA 基体致密性不好,晶粒融合情况差。当烧结温度提高至 1 100 ℃时,SiC 涂层仍显示出对碳纤维良好的烧结保护作用,保证了碳纤维表面结构与形貌不受损伤。而且可以明显地看出,1 100 ℃下 HA 基体的晶粒开始出现融合现象,极大地增加了 HA 基体的致密度。但是,当烧结温度为 1 200 ℃时,尽管 HA 基体的融合现象进一步提高,但是该温度下的 SiC 涂层已经渐渐失去了对碳纤维的保护作用,致使该温度下的碳纤维出现了严重的氧化损坏,几乎失去了本身的力学性能。另外,由于碳纤维的氧化损坏,CF/SiC/HA 复合材料内部出现了明显的间隙和孔洞,这些现象的存在对复合材料力学性能的提高是不利的。因此,从 CF/SiC/HA 复合材料的断面形貌来看,SiC 涂层对碳纤维有效的烧结保护温度为 1 100 ℃。

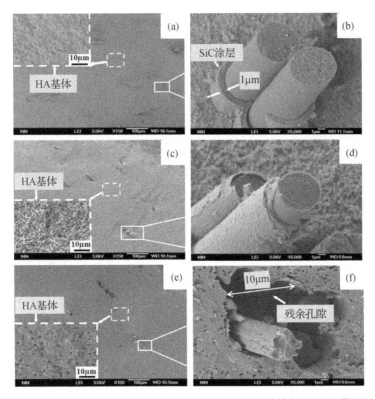

图 2－25　不同烧结温度下 CF/SiC/HA 复合材料的断面 SEM 图

(a) 1 000 ℃　×150;(b) 1 000 ℃　×5 000;(c) 1 100 ℃　×150;(d) 1 100 ℃　×5 000
(e) 1 200 ℃　×150;(f) 1 200℃　×5 000

图 2－26 所示是 1 100 ℃烧结温度下 CF/HA 复合材料的断面 SEM 图。

从图中可以看出,在该温度下,表面未沉积 SiC 涂层的碳纤维几乎完全消失,只存在由于碳纤维完全氧化而留下的孔或沟槽,对比相同制备条件下的 CF/SiC/HA 复合材料,CF/HA 复合材料中的碳纤维不仅没有发挥增强增韧作用,相反其完全氧化损坏导致复合材料中存在大量的孔洞,对 HA 基体的性能产生了消极的作用。因此,综合 CF/SiC/HA 复合材料和 CF/HA 复合材料的断面形貌发现,SiC - CF 能够有效、明显地增强增韧 HA 基体。

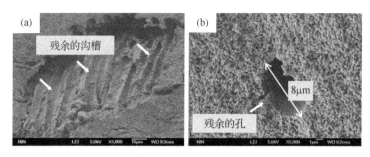

图 2 - 26　1 100 ℃下 CF/HA 复合材料的断面 SEM 图
(a) ×1 000;(b) ×5 000

　　(2)物相组成。图 2 - 27(a)为制备 CF/SiC/HA 复合材料的 SiC - CF 的 XRD 图。从图中可以看出,XRD 图不仅存在 β - SiC 的衍射峰,还存在 C 和 SiO_2 的衍射峰。其中,β - SiC 衍射峰来自 SiC 涂层,C 衍射峰来自于碳纤维基体,主要来自(002)和(004)晶面。SiO_2 衍射峰则是由 HA 基体在高温下脱羟分解产生的 O^{2-} 与 SiC 反应而产生的。但是,SiO_2 同样具有良好的抗氧化性能,并且其表面结构更加致密,能够进一步对碳纤维起到烧结保护作用[24]。因此,SiC - CF 表面 SiO_2 的出现并不会严重降低 SiC 涂层的烧结保护作用。该 XRD 结果能够很好地支持本研究对 CF/SiC/HA 复合材料的制备构思,为后续探索 CF/SiC/HA 复合材料的强韧机理提供了有利的证据。

　　图 2 - 27(b)是 1 100 ℃下常压烧结制备的 CF/SiC/HA 复合材料的 XRD 图。图中出现了 HA,SiC 和 C 的三种物质的衍射峰,并未明显出现其他物相的衍射峰。HA 的衍射峰来自基体 HA,SiC 衍射峰来自 SiC 涂层,C 的衍射峰来自碳纤维。上述结果的出现是由于在该温度下 HA 基体的分解程度较低,其分解产物(主要指 β - TCP)并未被检测到。而 SiC 在高温下氧化成 SiO_2 的衍射峰,由于含量过低,而未能被探测出来。另外,XRD 结果也证明了常压烧结制备的 CF/SiC/HA 复合材料中 HA 基体、SiC 涂层与碳纤维之间不存在明显的化学反应。因此,这些材料优异的生物相容性和生物活性并未被降低,而且 SiC 和 C 本身也具有良好的生物性能,它们的存在并不会对 HA 基体的性能造成损伤。

图 2-27(a) 是 CF/SiC/HA 复合材料中 SiC-CF 的 XRD 图。从图中可以看出,EDS 图谱存在 C,O,Si,P 和 Ca 等 5 种元素,其中 P 和 Ca 主要来自于 HA 基体,C 和 Si 来自 SiC-CF,而其中的 O 元素主要是由于 HA 基体在高温下分解而产生的,这样的结果与 XRD 图分析结果一致。

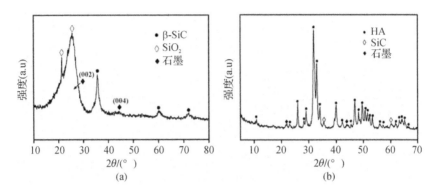

图 2-27 CF/SiC/HA 复合材料的成分分析

(a) SiC-CF 的 XRD 图;(b) CF/SiC/HA 复合材料 XRD 图

图 2-28 所示是 HA 粉体的 TG-DSC 曲线。TG 和 DSC 曲线可以用于进一步确定高温下 HA 基体的分解行为与高温性能。

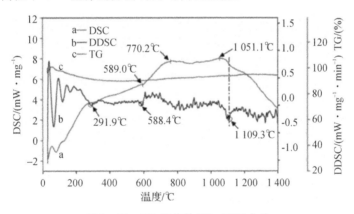

图 2-28 HA 粉体的 TG-DSC 曲线

从图 2-28 中可以看出,当测试温度达到 1 080.0 ℃ 以上时,TG 曲线呈现出了微弱的下降趋势。这表明在该温度下 HA 发生了分解,与 HA 在约 1 000 ℃ 或 1 150 ℃ 时分解的情况类似[36]。TG 曲线的下降是由于 HA 的分解是一个连续的反应过程,当 HA 脱羟生成 OH^- 基团时,两个 OH^- 基团结合形成一个 H_2O 分子,而在晶格中则留下了 O^{2-} 离子。而最终由于 H_2O 形成了气相蒸发,

HA 质量减少[35]。从 DSC 曲线可以看出,HA 粉末存在两个主要的放热峰。特别是当 1 051.1 ℃时 DSC 曲线达到了最大值后出现了急剧的下降,这表明在该温度下,HA 粉体的分解速率增加。这些结果为后期 CF/SiC/HA 复合材料烧结工艺的制定提供了理论支持。

(3)力学性能。图 2-29 所示为 SiC-CF 的 EDS 图谱与 CF/SiC/HA 复合材料的弯曲强度。结果表明,常压烧结所制备的 HA 生物陶瓷和 CF/HA 复合材料的弯曲强度都随着烧结温度的提高而增大,而 CF/SiC/HA 复合材料的弯曲强度呈现出先增大后减小的趋势。这种现象的存在首先是由于烧结温度的升高能够很好地促进 HA 晶粒之间的融合,增大 HA 基体的致密度,使复合材料的力学性能得到很好的提升。其次是由于当烧结温度达到 1 200 ℃时,碳纤维表面的 SiC 涂层对碳纤维基体失去了烧结保护作用而导致其出现了明显的氧化损坏,这大大降低了其对 HA 基体的增强增韧作用。

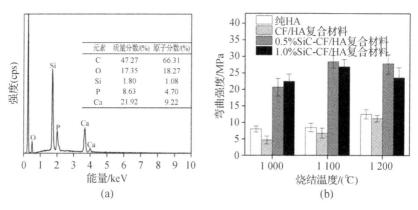

图 2-29　SiC-CF 的 EDS 图谱与 CF/SiC/HA 复合材料的弯曲强度

在相同的烧结工艺下,SiC-CF 质量分数为 0.5％的 CF/SiC/HA 复合材料具有最好的力学性能。这一方面是由于碳纤维的存在以及 SiC 对碳纤维的烧结保护使得 SiC-CF 的增强增韧作用得到很好的发挥,使得 CF/SiC/HA 复合材料的弯曲强度大于 HA 生物陶瓷和 CF/HA 复合材料;另一方面,当 SiC-CF 的质量分数提高到 1.0％时,其在 HA 基体中容易产生明显的团聚现象,这样的团聚现象对复合材料的力学性能也是不利的,因而导致 CF/SiC/HA 复合材料的弯曲强度出现了降低。在各种复合材料中,CF/SiC/HA 复合材料在 1 100 ℃下获得的最高弯曲强度为 28.44 MPa。与纯 HA 生物陶瓷和 CF/HA 复合材料的弯曲强度相比分别提高了 54.3％、70.1％和 59.6％、78.7％。

(4)强韧机理。纤维增强复合材料中的纤维有利于降低裂纹扩展的能量,增加复合材料断裂时所需要的功,起到对基体的增强增韧作用。特别是当复合材料产生裂纹时,纤维能够参与消除应力集中、迫使裂纹偏转、阻断裂纹桥接,从而进一步增强复合材料的力学性能[28]。基于该理论,此处提出 CF/SiC/HA 复合材料的强韧机理。在碳纤维表面沉积有 SiC 涂层后,能够在高温烧结制备 CF/SiC/HA 复合材料过程中对碳纤维实现良好的烧结保护。而且 SiC 涂层具有较低的热膨胀系数,能够作为过渡层缓解 HA 基体与碳纤维之间的热膨胀系数差异,实现基体与增强材料的紧密结合,充分发挥 SiC-CF 对 HA 基体的增强增韧作用,较大幅度地改善 CF/SiC/HA 复合材料的综合力学性能。即 CF/SiC/HA 复合材料在受外载荷冲击时,SiC-CF 在基体中承受了大量外力的传导、消耗了能量,阻止了 HA 基体的开裂或破碎。上述研究结果表明,利用 SiC-CF 增强 HA 复合材料能够很好地解决目前 HA 生物陶瓷脆性大、强度低的问题,所提出的强韧机理能够为该类材料后续的研究提供一定的理论支持和技术借鉴。

2.3　Al_2O_3-HA 涂层 CF(CF/Al_2O_3-HA)增强 HA(CF/Al_2O_3-HA/HA)复合材料的制备

通过在 CF 表面制备具有良好抗氧化性能的 Al_2O_3 涂层和过渡层 HA 来改善复合材料性能,实现 CF/Al_2O_3-HA/HA 复合材料的制备。首先,本节采用两步法实现 CF 表面 Al_2O_3 涂层的制备。实验通过在 CF 表面先制备 Al 涂层,进而对其进行氧化处理,实现低温条件下 Al_2O_3 涂层的制备,有效减轻 CF 力学性能损伤。具体研究过程为:先通过对 CF 进行表面改性,再分别利用局部熔覆及熔盐电镀法在其表面制备 Al 涂层,研究熔覆工艺及电镀参数对 CF 表面 Al 涂层厚度和形貌的影响。之后,采用低温氧化法实现 Al 向 Al_2O_3 涂层的转变,具体研究各种氧化方法及工艺参数对 Al_2O_3 涂层的影响,得到结构及厚度形貌可控的 Al_2O_3 涂层。其次,对制备得到的 CF/Al_2O_3 进行电沉积制备 HA 涂层,实现 CF 表面保护及过渡涂层(Al_2O_3-HA)的制备。最后,基于常压烧结工艺,探究两步烧结及传统烧结工艺对 CF/Al_2O_3-HA/HA 复合材料性能的影响。研究 CF 含量和形态对 HA 生物陶瓷综合力学性能的影响,提出了 CF/Al_2O_3-HA/HA 复合材料的强韧机理。涂层(Al_2O_3)及过渡涂层(HA)能有效缓解 CF 的氧化损伤及与 HA 基体热膨胀系数差异,实现 CF/Al_2O_3-HA/HA 人工骨生物陶瓷的制备。

2.3.1　CF 表面 Al_2O_3 涂层的制备

通过对表面改性处理后的碳纤维分别采用局部熔覆法和电镀法两种方法制

备 Al 涂层,之后通过对制备好的 Al 涂层通过水、化学氧化法和阳极氧化法两种方法进行氧化处理使得表面的 Al 涂层氧化为 Al_2O_3 涂层。

1. CF 表面 Al 涂层的制备

碳纤维表面的改性处理过程已在上文提及,这里不再赘述。在对碳纤维表面进行改性处理后首先对碳纤维表面进行 Al 涂层的制备。下面介绍对碳纤维表面采用局部熔覆法和电镀法两种制备 Al 涂层的方法。

(1) CF 表面局部熔覆法制备 Al 涂层。

在对碳纤维表面进行改性处理后,通过控制局部熔覆过程中纤维根数可以实现单束或单根 CF 表面 Al 涂层的制备。由图 2-30 中单束 CF(10～12 根)表面 Al 涂层的 SEM 图可以看出,采用局部熔覆法可以实现在 CF 表面制备出厚度均匀、形貌优良的 Al 涂层。通过有效控制实验中的熔覆次数、拉丝速度等参数能够得到单丝 CF 表面不同厚度及形貌的 Al 涂层。

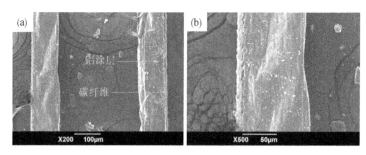

图 2-30 单束状 CF 表面熔覆 Al 涂层 SEM 图

(a) ×200;(b) ×500

由图 2-31 可知,当熔覆次数一定、拉丝速度不同时,涂层形貌存在较大差异。通过实验改变拉丝速度得到单根 CF 表面不同形貌 Al 涂层的 SEM 图。当拉丝速度为 10 mm/s 时,Al 涂层均匀性良好且完全包覆在 CF 表面,这可能是由于极大地提高了 Al 涂层和 CF 之间的结合强度。

因此,10 mm/s 的拉丝速度对于 CF 表面 Al 涂层的涂覆效果更好,更有利于 Al 涂层和 CF 的结合。

CF 表面涂层的厚度主要由熔覆次数决定,不同熔覆次数下 Al 涂层的 SEM 图如图 2-32 所示。在保证拉丝速度一定的情况下,涂层厚度随着熔覆次数的增加而增加。由于 CF 本身直径(7～9 μm)较小,而表面涂层厚度对其性能又有直接影响,所以涂层厚度应根据 CF 的尺度控制在其直径的 1.5 倍,即 10.5～13.5 μm 范围内,保证涂层和纤维比例平衡。

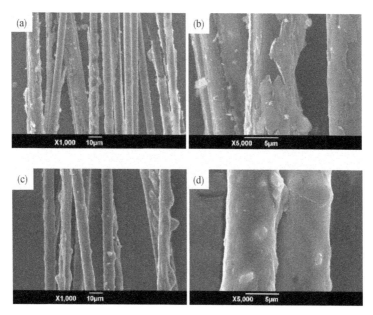

图 2 - 31　不同拉丝速度单根 CF 表面 Al 涂层 SEM 图
（a）拉丝速度 20 mm/s　×1 000；（b）拉丝速度 20 mm/s　×5 000；
（c）拉丝速度 10 mm/s　×1 000；（d）拉丝速度 10 mm/s　×5 000

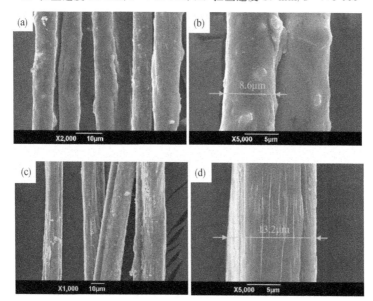

图 2 - 32　不同熔覆次数单根 CF 表面 Al 涂层 SEM 图
（a）熔覆 1 次　×1 000；（b）熔覆 1 次　×5 000；
（c）熔覆 3 次　×1 000；（d）熔覆 3 次　×5 000

图 2-33 所示为控制拉丝速度(10 mm/s)熔覆一次时得到的涂层 XRD 图。由 XRD 图可以看出,当 2θ 为 $38.7°,45.0°,65.4°,78.5°$ 时出现了较为强烈的衍射峰,而在 2θ 为 $21.6°$ 时出现宽的衍射峰,经过与标准卡片比对,可知其分别为 Al 和 C 的特征衍射峰。这些强烈的特征衍射峰表明在 CF 表面已成功的熔覆制备了 Al 涂层,且涂层纯度较高,无其他杂质。

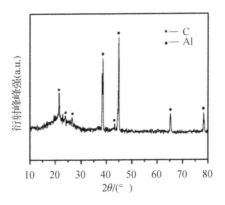

图 2-33　单丝 CF 表面一次熔覆涂层 XRD 图

(2) CF 表面电镀法制备 Al 涂层。图 2-34 所示为电流密度为 35mA/cm^2 时不同电镀时间下镀铝 CF 的 SEM 图。由图 2-34 可以看出,制备得到的 Al 涂层由大量颗粒组成,电镀时间对 Al 涂层的表面形貌和厚度影响较为明显。当电流密度一定时,随着电镀时间增加,涂层中的 Al 颗粒会发生长大的现象,并且相邻 Al 颗粒之间的界限逐渐模糊,最后消失,大颗粒逐渐连接形成片状结构,实现了涂层的持续增厚。

图 2-35 所示为电镀时间为 3 h 时不同电流密度下 CF 表面铝镀层的表面形貌及元素分析图谱。由 SEM 图可以看出,CF 表面电镀得到的 Al 涂层呈现颗粒状堆积,且电流密度对涂层形貌影响显著。当电流密度不同时,涂层结构、晶粒的发育以及轮廓界限都表现得不同,这会严重影响着涂层的质量。分析可知,涂层的主要成分为 Al,但有少量的 O 元素存在,这主要是由于涂层中存在少量 Al 的氧化物,这表明利用电镀法在 CF 表面可以制备 Al 涂层。

图 2-36 所示为在不同的电镀参数下,镀铝 CF 的质量变化图。由图 2-36 可知,当控制单一因素分别研究电镀时间和电流密度时,镀铝 CF 的质量变化差异明显。当电流密度一定,增加电镀时间时,涂层 CF 质量呈现持续增加趋势。当电镀时间一定,改变电流密度时,涂层 CF 质量呈现先增加后减少的趋势。当电流密度为 35 mA/cm^2 时,质量增加达到最大。上述现象表明 CF 表面涂层厚

度随电流密度变化不呈正相关趋势。而产生这一现象的原因是当电流密度持续增加至一定值时,CF 表面出现了枝状晶的 Al 涂层,由此导致涂层和 CF 的结合力下降,使得部分 Al 涂层剥落,从而质量下降。因此,控制合适的电流密度和电镀时间对于制备可控厚度的 Al 涂层具有重要作用。

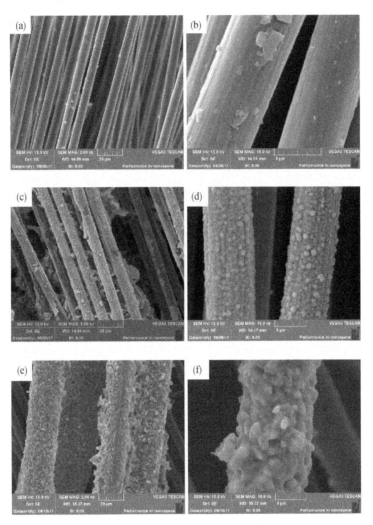

图 2 - 34　不同电镀时间下镀铝 CF 的 SEM 图

(a) 1 h　×2 000;(b) 1 h　×15 000;

(c) 3 h　×2 000;(d) 3 h　×15 000;

(e) 5 h　×2 000;(f) 5 h　×2 000

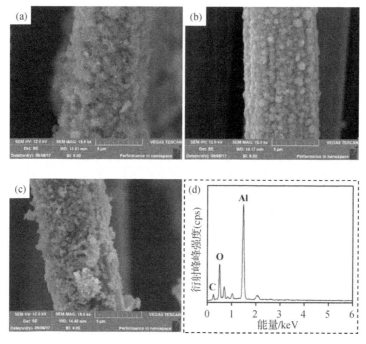

图 2-35 电流密度下镀铝 CF 的 SEM 及 EDS 图

(a) 25 mA/cm²；(b) 35 mA/cm²；

(c) 55 mA/cm²；(d) EDS 图

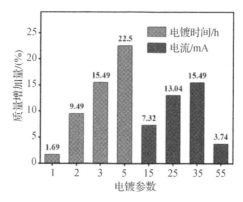

图 2-36 不同电镀参数下镀铝 CF 的质量变化图

为了表征镀铝层和基体 CF 之间的结合性能，对镀铝 CF 进行了热循环实验。图 2-37 所示为镀铝 CF 在 400 ℃ 条件下循环 20 次的热震循环曲线图。由图 2-37 可知，当循环次数达到 20 次时，质量损失百分比仅为 5.05%，总体质量损失较少,这表明由 CF 表面 Al 涂层剥落损失造成的质量下降情况并不严重,Al 涂层和基体 CF 之间的结合状态良好,界面结合强度较高。

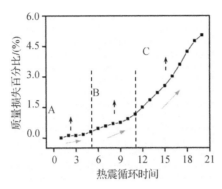

图 2 - 37　不同电镀参数下镀铝 CF 的质量变化图

　　熔盐电镀铝是一个电化学过程,CF 表面形态结构对于 Al 涂层的沉积具有重要作用。利用混合酸复合超声处理对 CF 进行表面处理,改善了 CF 的表面粗糙度及比表面积,使得 CF 表面 Al 颗粒的形核面积及形核质量提高。利用熔盐电镀法在 CF 表面制备 Al 涂层时,在熔融的 $AlCl_3 - NaCl - KCl$ 盐中离子的还原反应首先在 CF 表面的腐蚀点形成 Al 颗粒,电镀时阴极反应如下:

$$AlCl_4^- + 3e \rightarrow Al + 4Cl^- \tag{2-7}$$

$$4Al_2Cl_7^- + 3e \rightarrow Al + 7AlCl_4^- \tag{2-8}$$

　　在电镀过程中,Al 原子的形成机理如方程式(2-8)所示,电镀过程中的活性离子为 $Al_2Cl_7^-$。CF 基体表面的涂层的形成过程为:在电镀初期阶段,$Al_2Cl_7^-$ 离子在电流作用下迁移到阴极基体表面发生还原反应,结晶析出 Al 颗粒,而晶核的形成与长大优先在 CF 表面的凹槽及腐蚀点中进行,之后扩展到 CF 表面的其余部分,当电镀持续进行时,晶粒会布满整个阴极 CF,形成一层较薄但均匀的 Al 涂层。在这个过程中,阳极中 Al 不断溶解,进入熔融盐中,使得整个电镀过程稳定进行,$AlCl_4^-$ 在熔融盐中虽然不直接还原成金属铝,但它可以通过溶剂平衡反应式(2-7)影响沉积过程。处理后,CF 表面粗糙度的增加为晶粒的形核提供了较为有利的附着点,一定程度上改善了 Al 涂层和 CF 之间的结合力,使得 CF 表面 Al 涂层的电镀过程可以稳定、持续地进行。实验电镀过程及 Al 涂层的形成机理如图 2-38 所示。

　　2.低温氧化法 Al_2O_3 涂层的转变

　　(1) 水、化学氧化法 Al_2O_3 的转变。利用局部熔覆法在 CF 表面制备 Al 涂层以后,采用化学氧化法和水氧化法对 CF 表面 Al 涂层进行了氧化转化处理。

图 2-39 为在不同的氧化处理条件下得到的 CF 表面涂层微观形貌图。

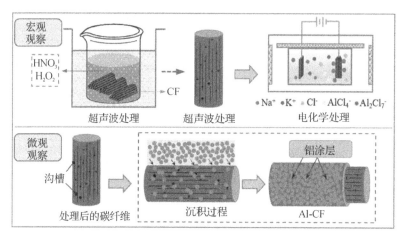

图 2-38　CF 表面铝涂层沉积机理图

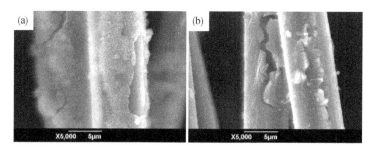

图 2-39　不同氧化条件下 CF 表面涂层的 SEM 图
(a) 水氧化；(b) 化学氧化

由图 2-39(a)可以看出，经过水氧化处理 2 h 后，涂层形貌发生改变，表面颗粒增大、粗糙度增加、涂层变薄，这是由于 CF 表面的 Al 涂层和沸水发生了反应，改变了 Al 涂层的原有形貌和结构，从而导致涂层的形貌出现差异，其中 Al 在沸水中发生的反应如下：

$$2Al+5.1H_2O \rightarrow Al_2O_3 \cdot 2.1H_2O+3H_2 \tag{2-9}$$

由于生成的 $Al_2O_3 \cdot 2.1H_2O$ 为不稳定的非晶态结构，且呈多孔型，由此造成涂层形貌发生改变，粗糙度增加，并且反应的发生使得 Al 涂层变薄形成了含水的氧化铝层。图 2-39(b)所示为经过化学氧化处理 8 min 得到的涂层的 SEM 图，观察图 2-39(b)可以发现经过化学氧化处理后 CF 表面涂层明显变薄，部分已经完全消失，结合化学氧化机理推测这可能是由于 CF 表面 Al 涂层在化学溶液中会发生氧化膜的溶解和生成的过程，但本次 CF 表面制备得到的

Al 涂层较薄,使得氧化膜的溶解要大于其生成速率,从而造成涂层变薄甚至溶解消失。

图 2-40 所示为分别在水氧化及化学氧化条件下 CF 表面涂层的 EDS 图。由图 2-40(a)可知,经过水氧化处理后,涂层中主要含有碳、铝、氧三种元素,其中碳元素来自基体 CF,铝和氧元素来自涂层。这表明经过水氧化处理 2 h 后,涂层成分部分或完全转变为 Al_2O_3,结合文献报道[52],氧化转化形成的物质可能为 $Al_2O_3 \cdot 2.1H_2O$。对图 2-40(b)中涂层的 EDS 结果进行分析,发现出现的 C 峰较强,Al 峰较弱,这表明 CF 表面涂层发生了变化,并且结合图 2-40(b)中涂层形貌的变化,可以证实 CF 表面的 Al 涂层发生了溶解,没有达到预期目标。

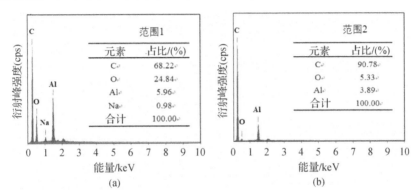

图 2-40　不同氧化条件下 CF 表面涂层的 EDS 图
(a) 水氧化；(b) 化学氧化

图 2-41 所示为经过水氧化处理 2 h 后涂层 CF 的 X 射线光电子能谱(XPS)图。由图谱可以看出其结合能值符合 Al_2O_3 的状态。同时,与前期对无涂层 CF 的 XPS 图对比分析,可以推断,Al 涂层氧化形成了被氧化成 Al_2O_3。

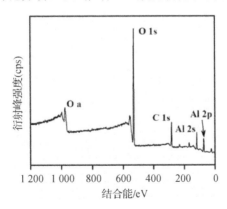

图 2-41　水氧化 CF 表面涂层的 XPS 图

图 2-42 所示为采用水氧化法和化学氧化法在不同的氧化条件下涂层 CF 的质量变化图。对比不同的氧化方法,发现利用化学氧化法制备 Al_2O_3 涂层时,CF 质量损失明显,而涂层 CF 在水氧化条件下的质量变化差异较小,这主要是由于随着水处理时间的延长,Al 涂层表面的 $Al_2O_3 \cdot 2.1H_2O$ 氧化膜厚度逐渐增大,从而减缓 Al 和水的接触面积,阻止了进一步的反应,使得反应速度变慢甚至停止。

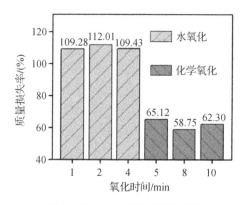

图 2-42 涂层 CF 质量变化图

(2) 阳极氧化法 Al_2O_3 的转变。在 CF 表面制备得到 Al 涂层后,通过水氧化及化学氧化法探究了 Al_2O_3 涂层在不同氧化方法下的形成机理,但转变得到的 Al_2O_3 涂层效果不佳。因此,利用电镀法在 CF 表面制备得到 Al 涂层后,通过采用阳极氧化法探究了 CF 表面 Al 向 Al_2O_3 涂层的转变工艺。

图 2-43 所示为不同电流密度下阳极氧化曲线及氧化处理得到的 CF 表面涂层微观形貌图。由图 2-43(a)可以看出,随着氧化反应继续进行,由于反应溶液会对氧化膜造成持续溶解,氧化曲线趋于平坦,并且随着阳极氧化电流密度的增大,涂层 CF 电压增加,在更短的时间内电压趋于平稳状态,这是由于电流密度的增大会为氧化膜的生长提供更大的动力,但同时电解液对膜层的溶解速率也会增加,由此造成氧化电压更快地趋于平稳状态。在相同的氧化时间内,电流密度的增加,也会使得 CF 表面的 Al 涂层形貌变化显著。由图 2-43(b)~(d)可以看出,随着电流密度增加,CF 表面涂层逐渐变得光滑,这是由于当电流密度增大时,氧化电解液加速了对涂层的溶解,使得氧化膜表面粗糙度改变,逐渐变得疏松、光滑。

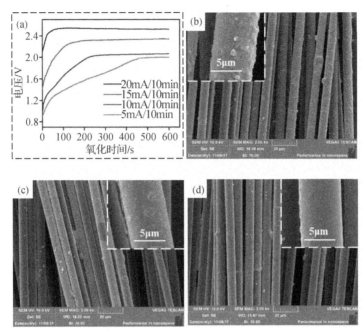

图 2－43　阳极氧化曲线及不同电流密度下涂层 CF 的 SEM 图
(a)氧化曲线；(b)5 mA/cm²；(c)10 mA/cm²；(d) 15 mA/cm²

图 2－44(a)(b)所示分别为 10 mA/cm²、10 min 氧化条件下制备得到的涂层 CF 的 XRD 及 EDS 图。经过阳极氧化处理后，EDS 图中出现了 C，Al 和 O 三种元素，其中 C 来自于碳纤维，Al 和 O 元素则由涂层提供。图 2－44(a)所示为经过阳极氧化后，涂层 CF 的 XRD 图。图中出现了 Al、Al_2O_3 和 C 三种衍射峰，其中 C 的衍射峰来自于基体碳纤维，Al 和 Al_2O_3 的衍射峰来自涂层。由上述结果可以分析得到，经过阳极氧化处理后，CF 表面的 Al 涂层发生了转变，被氧化形成了 Al_2O_3 涂层，但由于氧化条件的限制，Al 涂层没有被完全氧化，涂层中出现内层 Al 和外层 Al_2O_3 涂层共存的现象。另外，XRD 结果也证明，通过阳极氧化处理后 CF 和 Al 涂层之间没有发生明显的化学反应，因此，CF 本身优异的力学性能没有发生损伤。此外，由于 CF 本身的惰性及 Al_2O_3 优良的生物性能，以 CF 作为增强体，Al_2O_3 涂层作为中间层可以实现增强体、涂层及基体 HA 之间的良好界面过渡，并不会对 HA 基体的性能造成损伤。

为了测试 Al_2O_3 涂层对 CF 的高温抗氧化性能，本实验通过对比无涂层 CF 和 Al_2O_3 涂层 CF 在相同温度条件下的质量损伤来表征 Al_2O_3 涂层的抗氧化性能。图 2－45(a)(b)所示分别为无涂层 CF 和 Al_2O_3 涂层 CF 在 600 ℃下 0～80 min 内的质量变化曲线及 800 ℃/30 min 时 CF 的质量损失数据图。由图 2－

45(a)可以看出,在 CF 表面制备 Al₂O₃ 涂层可以对 CF 起到较为良好的保护作用。同时,为了表征在高温条件下 Al₂O₃ 涂层的氧化抗氧化性能,图 2-45(b)显示了在 800 ℃/30 min 下两组 CF 的质量损失数据。由图可以看出,在此条件下,Al₂O₃ 涂层 CF 的质量损失仍远低于无涂层 CF,其总体质量损失仅为无涂层 CF 的 20% 左右,这也表明在相对较高温度条件下,Al₂O₃ 涂层对 CF 仍可以起到较为良好的保护作用。

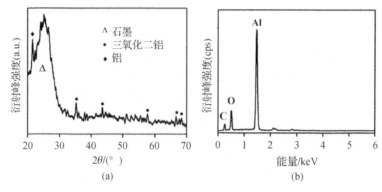

图 2-44　阳极氧化涂层 CF 成分分析

(a) XRD 图;(b) EDS 图

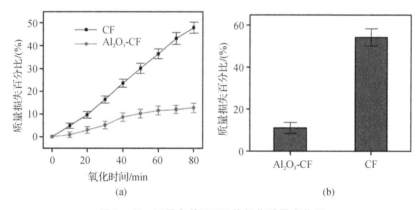

图 2-45　不同条件下 CF 的氧化质量变化图

(a)600 ℃;(b)800 ℃

2.3.2　CF/Al₂O₃-HA 增强 HA 复合材料的制备

在 CF 表面采用上述两步法制备得到 Al₂O₃ 涂层后,为了进一步改善 Al₂O₃ 涂层和 HA 基体之间的结合性能,缓解 Al₂O₃ 涂层和 HA 基体之间的热膨胀差异,采用电化学法在 Al_2O_3 涂层表面沉积得到 HA 涂层。

图 2-46(a)所示为采用恒电流模式在 CF 表面制备 HA 涂层的沉积时间-电压曲线图。从图中可以看出,随着时间的增加,CF 表面电压呈现先快速下降后持续稳定的状态。随着沉积次数的增加,沉积电压出现明显的下降现象,这是主要是由于沉积制备得到的 HA 涂层为非导体,当其附着在 CF 表面时阴极电阻增大,恒电流模式下阴极电压相应增大。图 2-46(b)所示为不同沉积时间下 HA-CF 的质量变化图。从图中可以看出,随着沉积时间的增加,CF 表面 HA 涂层呈现翻倍增长趋势。当首次沉积时,HA 晶粒会在 CF 表面形核生长,沉积速率较慢。当沉积时间增加时,由于 CF 表面已被 HA 涂层所覆盖,HA 涂层的致密化相对容易,所以涂层沉积速率会呈现翻倍增长趋势。这也表明通过延长沉积时间可以制备得到致密、均匀和更厚的 HA 涂层。

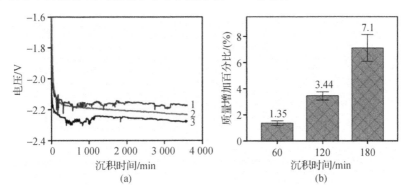

图 2-46　CF/Al_2O_3 表面 HA 涂层沉积曲线及质量变化图
(a)HA 沉积曲线图;(b)涂层质量变化图

图 2-47 所示为不同沉积时间下 HA 涂层的 SEM 和 EDS 图。由图 2-47(a)可以看出,当沉积时间为 60 min 时,CF 表面开始出现细小的 HA 晶粒,但晶粒之间排列较为疏松并且没有完全覆盖 CF 表面;图 2-47(b)显示,当沉积时间增加至 120 min 时,CF 表面开始出现短棒状的 HA 晶粒,晶粒之间分布均匀且排列较为紧密,已完全覆盖 CF 表面;图 2-47(c)显示,当沉积时间为 180 min 时,CF 表面的 HA 涂层更加均匀致密,涂层更厚,HA 涂层对 CF 的覆盖达到相对最佳状态;图 2-47(d)为沉积 HA 涂层后的 EDS 图,从图中可以明显看出,图谱中存在 Ca,P,O,C 和 Na 等元素,其中 C 元素由基体 CF 提供,Ca,P,O 等元素来自于 HA 涂层,这表明通过电沉积法在 CF 表面制备得到了 HA 涂层。值得注意的是,通过阳极氧化后,CF 表面得到的 Al_2O_3 涂层较薄,而在其表面沉积得到的 HA 涂层较厚,且测试时的选区等因素使得成分中的 Al 元素相对较弱,从而在 EDS 图中没有明显地显示出来。

当烧结制备复合材料时,除了增强体 CF 的含量及其本身性质对复合材料性能有较大的影响外,烧结工艺(烧结温度、烧结时间、烧结方式)也是复合材料性能的重要影响因素。通过烧结可以获得致密及力学性能优良的陶瓷材料,并且改变烧结工艺参数可以制备出具有不同密度、组织结构及力学性能的材料,从而满足不同的使用需求。本节探究在不同烧结方式及烧结工艺条件下,复合材料的收缩量、相对密度、硬度、弯曲强度及断裂韧性等相关力学性能的差异,并针对传统烧结和两步烧结的工艺优缺点,探究致密 HA 陶瓷材料的有效烧结方式,最终获得力学性能优异的 HA 基复合材料,从而满足人工骨的力学性能要求。

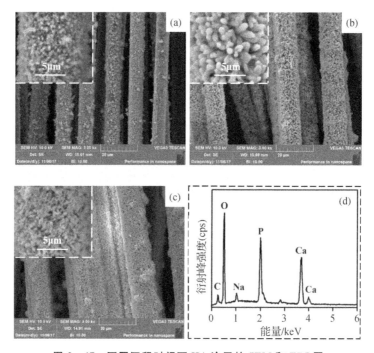

图 2 - 47　不同沉积时间下 HA 涂层的 SEM 和 EDS 图
(a) 60 min;(b) 120 min;(c) 180 min;(d) 涂层的 EDS 图

2.3.3　CF/Al$_2$O$_3$ - HA 增强 HA 复合材料的性能研究

图 2 - 48 所示为采用传统烧结法制备得到的纯 HA 及 0.5CF/HA 复合材料的体积收缩百分比及相对密度数据图。由图可以看出,采用传统烧结法制备得到的 0.5CF/HA 复合材料的相对密度达到 71.47%,较纯 HA 出现小幅下降,同时降低了 HA 的脆性,并且 CF 作为一种性能优异的增强材料,在复合材

料的其他力学性能（弯曲强度、断裂韧性等）提高方面具有重要作用。

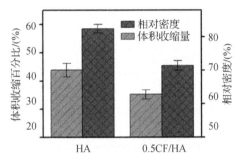

图 2 - 48　传统烧结 HA 基复合材料的相关性能

图 2 - 49 所示为纯 HA 及 0.5CF/HA 复合材料的断裂韧性、维氏硬度及弯曲强度数据图。从图 2 - 49(b) 中可以看出，在 HA 中添加 0.5%（质量分数）的 CF 以后，硬度下降明显。但是与纯 HA 生物陶瓷相比，弯曲强度、断裂韧性增幅明显。这是由于 CF 作为增强体添加到 HA 基体中时，有效地改善了纯 HA 力学性能不足的问题，充分发挥了 CF 的增强增韧作用。此外，断裂韧性也是表征复合材料综合力学性能的重要数据指标。图 2 - 49(a) 显示在纯 HA 中添加 CF 以后，复合材料的断裂韧性达到 1.82 MPa·m$^{1/2}$，较纯 HA（1.24 MPa·m$^{1/2}$）明显提高。这也表明 CF 的存在对于复合材料韧性的提高具有重要作用。基于上述研究结果发现，在纯 HA 中添加增强相 CF 对于改善 HA 生物陶瓷的脆性、提高复合材料综合力学性能具有显著作用。

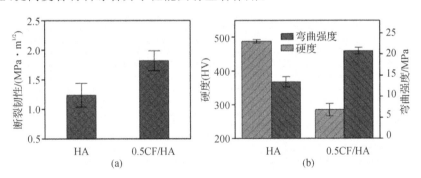

图 2 - 49　传统烧结 HA 基复合材料的力学性能

（a）复合材料断裂韧性；(b) 复合材料弯曲强度及硬度

研究发现，不仅烧结方式对复合物材料性能有较大的影响，而且增强体 CF 含量对于复合材料也影响显著。在上文中我们已经探究得到结论，通过在纯 HA 中添加 CF 可以实现复合材料综合力学性能较大幅度的提升。因此，针对

CF 含量,采用两步烧结工艺具体研究复合材料的性能变化规律。

由图 2-50(b)可以看出,保温时间对陶瓷材料的致密度有较大的影响。当保温时间增加时,复合材料的相对密度呈上升趋势,当保温时间为 20 h 时,复合材料相对密度达到最大,这说明通过延长保温时间可以实现晶粒的致密化。这一结果出现的主要原因是随着保温时间的延长,HA 颗粒之间的扩散程度增大,接触面积更加充分,从而促进 HA 晶粒之间的融合。同时,图 2-50(a)显示当保温时间为 20 h 时,复合材料的体积收缩量达到最大,这也进一步印证了通过延长保温时间可以实现致密度较高的复合材料的制备。另外,保温时间对复合材料硬度也影响显著。图 2-50(c)(d)显示,复合材料的硬度随保温时间的延长表现为先上升后下降的趋势,并且当保温时间为 15h 时,复合材料硬度达到最大;添加不同 CF 含量的复合材料(0.5CF/HA 和 1.0CF/HA,0.5CF/HA 和 1.0CF/HA 分别为 CF 质量分数为 0.5% 和 1.0% 的 CF/HA 复合材料)的硬度随保温时间的变化趋势基本相同,当保温时间达到 15 h 后继续延长保温时间对复合材料的硬度影响较小。

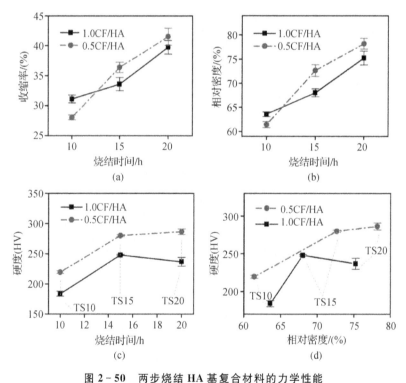

图 2-50　两步烧结 HA 基复合材料的力学性能

（a）复合材料收缩量；（b）复合材料相对密度；（c）（d）复合材料硬度

　　基于上述研究结果,我们发现采用两步烧结工艺,控制保温时间为 15 h 时,复合材料的硬度可以达到最优值。因此,为了研究烧结温度对复合材料其他力学性能的影响,本次实验采用控制变量法在 15 h 的保温时间下,改变烧结温度,研究单因素——烧结温度对复合材料性能的影响。图 2-51 所示为不同烧结温度下复合材料的相对密度及硬度数据图。综合图 2-51(a)(b)可以发现,当烧结温度升高时,复合材料的相对密度和硬度都出现增加,在 1 050 ℃温度下保温 15 h 时,复合材料的最大相对密度及硬度分别比 950 ℃下提高了 6.75% 和 35.4%。这一结果出现的原因被认为是在低温阶段烧结温度的提高能够有效地促进 HA 基体的融合,改善基体强度,同时相对低温阶段保证晶粒不会出现过分长大的情况,烧结温度的提高会显著影响复合材料的力学性能。

　　另外,图 2-51(a)(b)显示,当 CF 含量增加至 1.0% 时,1.0CF/HA 复合材料的弯曲强度没有呈现出理论情况下的增加趋势反而出现降低,这也许可以归功于含量较大的短切 CF 在 HA 基体中的团聚现象的增加,团聚程度的增大在很大程度上减弱,甚至损伤了 CF 本身强韧作用的发挥,因而导致复合材料相对密度及硬度的降低。这样的结果也和图 2-50 所示结果一致。因此,在本次实验范围内,0.5CF/HA 复合材料力学性能最为优异。

　　为了进一步表征复合材料的弹性模量及弯曲强度,本次实验对在 1 050 ℃/15 h 烧结条件下制备的复合材料进行了测试。图 2-52(a)所示为复合材料的弹性模量及弯曲强度数据柱状图。结果表明,当 CF 含量不同时,复合材料的力学性能也不相同,其中 0.5CF/HA 复合材料的性能指标为最优,弯曲强度和弹性模量分别达到(29.13±0.57)MPa 和(3.52±0.163)MPa,相比于 1.0CF/HA 复合材料,分别提高了 29.35% 和 5.39%。这样的结果和我们对于复合材料其他力学性能测试数据相一致,进一步证明在提高复合材料力学性能的基础上在 HA 基体中添加 0.5% 的 CF 最为合适。

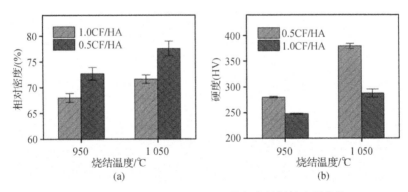

图 2-51　不同烧结温度下 HA 基复合材料的力学性能

(a)复合材料相对密度;(b)复合材料硬度

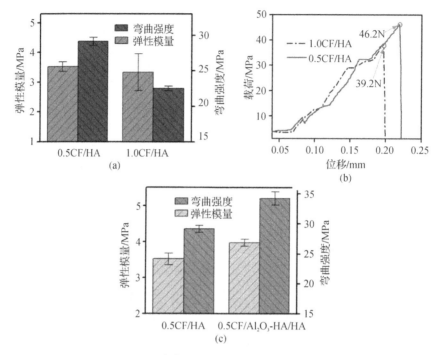

图 2-52　两步烧结法 HA 基复合材料的力学性能
（a）复合材料弹性模量及弯曲强度；（b）复合材料载荷位移曲线；
（c）复合材料弹性模量及弯曲强度

　　同时观察图 2-52(b) 复合材料的载荷位移曲线图，可以发现 0.5% 的 CF 含量在 HA 基体中可以更好地承受载荷并阻碍复合材料的断裂失效。同时，为了进一步研究梯度 Al_2O_3-HA 涂层对于 CF 性能发挥的作用，图 2-52(c) 显示了带有 Al_2O_3-HA 梯度涂层 CF 和无涂层 CF 增强 HA 复合材料的弯曲强度和弹性模量差异。由图可以看出，在 CF 表面制备 Al_2O_3-HA 梯度涂层以后，复合材料的弯曲强度和弹性模量都出现较大幅度的提升，这表明在 CF 表面制备烧结保护 Al_2O_3 和过渡层 HA 涂层可以有效地提升复合材料的综合力学性能。

　　对比上文两种烧结方法可以发现，采用传统烧结和两步烧结法制备得到的复合材料的力学性能差异显著，并且采用两步烧结法制备得到的复合材料的综合力学性能要普遍优于传统烧结工艺。而造成这种差异的主要原因是采用不同的烧结方法制备得到的复合材料内部微观结构发生了改变，从而反映在宏观方面，即为复合材料的力学性能差异。因此，为了解复合材料性能差异的根本原因,探索研究复合材料的微观结构就尤为重要。图 2 - 53(a)(b)和(c)(d)所示分别为采用两步烧结和传统烧结法制备得到复合材料表面的 SEM 图。

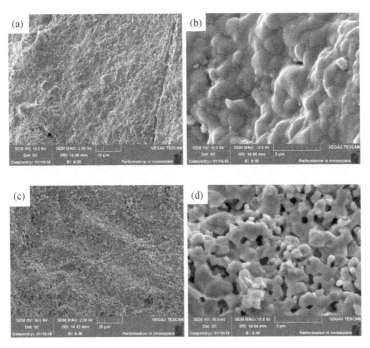

图 2 - 53　两种烧结法复合材料的表面形貌

(a) 两步烧结法　×2 000;(b) 两步烧结法　×15 000;
(c) 传统烧结法　×2 000;(d) 传统烧结法　×15 000

　　因此,基于上述两种烧结方式下复合材料微观结构及力学性能数据对比,可以发现,采用两步烧结法制备得到的复合材料具有较为优良的力学性能。当采用两步烧结法时,复合材料弯曲强度可以达到29.13 MPa,相比于传统烧结制备得到的复合材料其弯曲强度提高了 40.45%;而且两步烧结制备的 0.5CF/HA复合材料的致密度及硬度分别达到 77.56% 和 379.3 MPa,相较传统烧结法也分别提高了 8.52% 和 33.21%。两步烧结法复合材料相关力学性能的提高主要归功于复合材料中 HA 晶粒的致密化。

　　此外,采用传统烧结时,0.5CF/HA 复合材料的断裂韧性为 1.82 MPa · $m^{1/2}$,而采用两步烧结法时,0.5CF/HA 复合材料的断裂韧性为 1.77 MPa · $m^{1/2}$,两种烧结法制备得到的复合材料的断裂韧性相差不大,具体实验数据见表 2 - 1。因此,综合上述数据可以发现,采用两步烧结工艺较传统的烧结方式可以制备得到致密度、硬度及弯曲强度都相对更为优异的复合材料。

表 2 - 1   不同烧结方式下复合材料力学性能数据表

烧结方式	试样	相对密度 （%）	硬度 （HV）	弯曲强度 MPa	断裂韧性 MPa·m^{1/2}
传统烧结法 （1 200 ℃,20 min）	0.5CF/HA	71.47	284.7	20.74	1.82
两步烧结法 （950 ℃,15 h）	0.5CF/HA	72.65	280.0	—	—
两步烧结法 （1 050 ℃,15 h）	0.5CF/HA	77.56	379.3	29.13	1.77

复合材料在作为植入体使用时必须具有良好的生物活性,这样可以在其表面诱导形成类骨磷灰石,从而和体内的骨组织形成牢固的化学键合,减轻排斥反应。由于采用不同的烧结方法制备得到的复合材料其生物活性会产生差异,因此,研究不同烧结工艺条件下复合材料的生物活性具有重要的意义。图 2 - 54 (a)(b)和(c)(d)所示分别为采用传统烧结法和两步烧结法制备得到的复合材料在 SBF 中浸泡 1 和 3 天的 SEM 图。首先横向对比,由图 2 - 54(a)(b)或(c)(d)可以看出,当复合材料在 SBF 中浸泡 1 天时,SEM 图显示复合材料表面开始出现小颗粒状的磷灰石。当复合材料在 SBF 中浸泡 3 天时,两种不同的烧结工艺下复合材料的 SEM 图显示,相比浸泡 1 天其表面形成的磷灰石层逐渐均匀、致密,样品出现部分区域被完全包覆的现象。这表明两种烧结法制备得到的复合材料都具有诱导磷灰石层形成的能力。此外,通过纵向对比不同烧结方法下复合材料在 SBF 中浸泡相同天数（3 天）的微观形貌［见图 2 - 54(b)(d)］可以发现,制备方法对于制备的复合材料的生物活性具有较大的影响。

当采用传统烧结时,图 2 - 54(b)显示复合材料表面只有部分位置被磷灰石层覆盖,并且形成的磷灰石层相对较薄;当采用两步烧结法制备复合材料时,图 2 - 54(d)显示,复合材料表面已经完全覆盖形成了磷灰石层,形成的磷灰石层结构均匀,厚度较厚,并且形成的磷灰石晶粒之间相互排挤导致了磷灰石层的致密结构。因此,基于上述分析,可以发现两种烧结法制备得到的复合材料都具有良好的生物活性,可以诱导形成磷灰石层。但是通过对比研究发现,两步烧结法制备得到的复合材料的生物活性相比于传统烧结法更好,更有利于骨植入材料的应用,这也许是由于两步烧结法制备得到的复合材料的晶粒由于低温作用更加细小,晶粒的可控长大有效地保持了 HA 原有良好的生物学性能,因此,其生物活性更加出众。

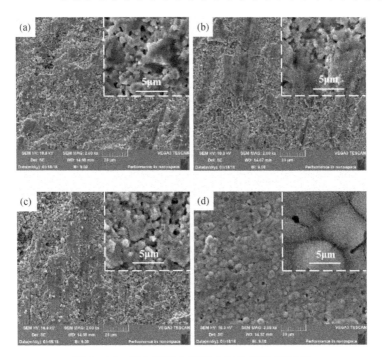

图 2 - 54　复合材料在 SBF 中浸泡后的 SEM 图
（a）传统烧结复合材料在 SBF 浸泡 1 天；（b）传统烧结复合材料在 SBF 浸泡 3 天；
（c）两步烧结复合材料在 SBF 浸泡 1 天；（d）两步烧结复合材料在 SBF 浸泡 3 天

2.4　CF/（Al_2O_3 - SiC_w）增强 HA 人工骨

本节利用碳化硅晶须（SiC_w）具有强度高、热膨胀系数低（$4.7 \times 10^{-6} K^{-1}$，介于 CF 与 Al_2O_3 之间）等优良性能，采用溶胶喷涂法在改性碳纤维表面制备添加了 SiC_w 的 Al_2O_3（Al_2O_3 - SiC_w）复相陶瓷涂层，以期获得具有良好抗氧化性能的涂层碳纤维增强材料，进而通过常压及热压烧结法制备 CF/（Al_2O_3 - SiC_w）/HA 复合材料。采用常见表征方式对改性碳纤维的物理、化学性能进行检测，同时检测涂层碳纤维的抗氧化及抗热震性能，并对复合材料性能进行表征与分析。

2.4.1　CF 润湿性改善

采用酸处理、低温氧化及超声阳极氧化法[53]对纤维进行改性处理。将清洗碳纤维分为六组，第一组为对照组不做任何改性处理，记为 CF。第二组用质量分数均为 20% 的 HNO_3 和 H_2O_2 按 1:1 体积比混合的溶液处理，命名为 CF_a。

第三、第四组碳纤维分别在 400 ℃ 和 500 ℃ 空气环境中氧化 10 min,对应记为 CF_{O1} 和 CF_{O2}。此外用超声辅助阳极氧化处理第五组和第六组碳纤维,两组碳纤维均在 0.5 mol/L 的 H_3PO_4 水溶液中阳极氧化。第五组碳纤维在 H_3PO_4 中阳极氧化 30 min,电流密度为 35 mA/cm^2,命名为 CF_{U1}。第六组碳纤维阳极氧化 20 min,电流密度为 50 mA/cm^2,命名为 CF_{U2}。

1.改性纤维的润湿性及单丝力学性能对比

碳纤维的表面为非极性的高度结晶石墨基板结构,这导致碳纤维的润湿性不佳[54]。基于此,碳纤维与涂层之间的界面结合强度较低,涂层的抗氧化性能不能被保证。在涂层制备过程中,溶胶与碳纤维之间较小的接触角显示该碳纤维具有较高的润湿性,这将有利于涂层与碳纤维之间结合力的改善。

从动力学分析来看,溶胶与纤维之间的润湿实际上是由黏附和铺展过程组成的。因此,观察溶胶从黏附至铺展过程中接触角的变化将进一步明确不同处理方式对碳纤维润湿性的影响规律。此外,不同处理方式对碳纤维单丝力学性能影响也是值得关注的。如图 2-55 所示分别为不同处理方式下碳纤维表面溶胶接触角变化曲线及单丝力学性能对比数据。图 2-55(a)的接触角变化曲线图显示,CF_{U2} 具有最快的接触角降低速率,而其他四组的接触角降低趋势与 CF 基本一致。在 900s 测试时间内,CF 的接触角从 68.1°下降到 44.1°,平均下降速度为 1.6(°)/min。然而 CF_{U2} 的接触角从 57.2°降至 23.8°,显示了更快的速率 [2.2(°)/min]。显然 CF_{U2} 的接触角更小,同时接触角降低速率更快意味着溶胶在其表面的铺展速度更快,这表明 CF_{U2} 较 CF 对 Al_2O_3-SiC_w 溶胶的润湿性有明显改善。图 2-55(b)所示的单丝力学性能数值显示,五种处理方式对纤维拉伸性能影响均不大,未出现显著差异。结合预处理纤维的目的是在保证纤维力学性能不受损伤的基础上,改善纤维的润湿性。综上结果分析得出结论,50 mA/cm^2 超声阳极氧化 20 min 获得的 CF_{U2} 润湿性改善最为显著,且其单丝力学性能仅比 CF 低 0.08 GPa,在误差范围内可忽略不计。因此,选择 CF_{U2} 为优选改性纤维进行进一步性能探究。

2.CF_{U2} 的理化性能表征

图 2-56 所示为 CF_{U2} 与 CF 表面化学性能表征。图 2-56(a)为两种纤维表面 Boehm 滴定官能团测定结果。该滴定法是利用不同强度的碱与不同活性官能团之间的反应而进行的定性与定量分析[55]。从图中看出,改性后 CF_{U2} 表面—COOH、—OH 和—R—COO—R 的量分别达到 0.93×10^{-4} mol/g,1.97×10^{-4} mol/g,2.17×10^{-4} mol/g,较 CF 均有大幅度提高。由于一方面在超声阳极氧化过程中,CF 表面已有的活性碳原子被氧化成—OH、—COOH、—C=

O—，另一方面超声阳极氧化会对 CF 表面石墨晶体产生刻蚀作用，这种现象的产生会显著增加晶体边缘活性碳原子数量，继而这些活性碳原子也极易被氧化成—OH，—COOH，—C＝O—，因此超声阳极氧化改性处理后的 CF_{U2} 表面活性含氧官能团含量显著提高。

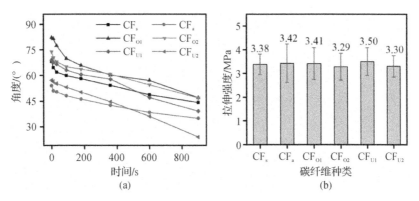

图 2-55　接触角变化及单丝拉伸性能对比数据

（a）接触角变化曲线；（b）单丝拉伸性能

从图 2-56(b)中两种液体（去离子水、乙二醇）与纤维接触角及 Owens 二液法所获得的表面能结果可以看出，纤维表面能与接触角数值大小呈反比趋势，纤维表面液体与纤维表面间的接触角数值越小，对应的表面能也越高。去离子水及乙二醇在 CF_{U2} 表面均表现出小于它们在 CF 表面的接触角数值，且 CF_{U2} 的表面能为 48.3 mJ/m^2，较 CF 的表面能提高了 33.4%。纤维表面能的极大提高是由于 CF_{U2} 表面极性与非极性表面能的同步提高。首先，超声阳极氧化改性处理会促使纤维表面大的晶棱被刻蚀，露出具有高活性的碳原子，非极性表面能随之增加；其次，超声阳极氧化作用使纤维活性位点处更易引入含氧官能团，促进极性表面能的增加，因此在改性碳纤维表面极性与非极性表面能的共同作用下，纤维表面能显著改善。

图 2-57 为 CF 表面精细结构表征。由于 CF 表面覆盖着很多沿轴向取向的石墨微晶，利用拉曼（Raman）光谱扫描，会出现两个主要特征峰。其一是单晶石墨在 1 580 cm^{-1} 处的尖锐特征 G 峰，它指代的是碳网平面内相邻碳原子的伸缩振动。此外，CF 表面由石墨微晶组成，相对于单晶石墨而言，石墨微晶结构不完整、存在较多缺陷和边缘不饱和碳原子，因此，CF 的拉曼光谱图中会在 1 360 cm^{-1} 附近出现另外一个结构无序 D 特征峰[56]。同时根据 D 峰及 G 峰的物理意义，R 值（$R=I_D/I_G$）可以表征纤维表面的无序化程度，La 值（La＝4.4/

R)表征微晶尺寸[57]。纤维表面石墨微晶尺寸 La 越大，R 值越小，说明纤维表面有序化越高[58-59]，反之则表明纤维表面有序化程度越低[58-59]。图 2-57(a)所示的曲线分别为 50 mA/cm² 电流密度超声阳极氧化 20 min 改性处理的 CF_{U2} 与未改性 CF 表面拉曼光谱表征，在 1 580~1 600 cm⁻¹ 及 1 350 cm⁻¹ 附近分别对应出现 CF 和 CF_{U2} 的 G 峰、D 峰两个特征峰。CF 的 R 值为 2.23，超声阳极氧化改性后 CF_{U2} 的 R 值略微降低为 2.12，La 从 1.97 略微增加到 2.08。这可归因于在改性期间无定形碳和结构缺陷的去除，进而影响了微晶的边缘并使得轴向取向度有所提高[60]。根据学者报道，在碳纤维中石墨晶体边缘的 C—C 键(键能＜400 kJ/mol)比六方石墨网内部键能(键能＞500 kJ/mol)弱。涉及杂原子，如 C—N(键能＜350 kJ/mol)或 C—H(键能＜430 kJ/mol)的化学键也较弱[61]。在超声阳极氧化过程中，这些较弱的键首先破裂形成高活性的悬挂键。那些具有悬挂键的微晶，它们之间彼此反应或与非晶碳原子反应，进而容易获得取向更高、更稳定的结构。综上可以看出，CF_{U2} 具有更有序的晶体结构，更少的缺陷、晶界以及更优的石墨晶体取向。

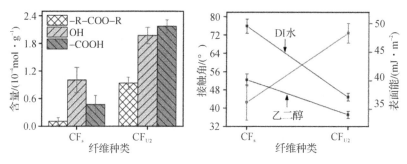

图 2-56　纤维表面化学性能表征
(a)官能团；(b)表面能

图 2-57(b)所示为 CF_{U2} 的原子力显微结构形貌(AFM)。从图中看出，经过超声阳极氧化的 CF_{U2} 表面呈粗糙状，且沿着碳纤维轴向有一些条纹。对比于本课题组使用的未改性 CF 粗糙度值 4.57 nm，超声阳极氧化改性处理 CF_{U2} 的粗糙度显著增加至 18.6 nm[62]。这些条纹的出现及粗糙度的提高归因于超声阳极氧化作用使纤维表面被氧化出大量条纹沟槽。一方面碳纤维表面活性位点与粗糙度的增加有利于溶胶喷涂过程中溶胶在碳纤维表面上的附着，改善了涂层与碳纤维之间的界面结合效果；另一方面碳纤维表面的条纹沟槽有利于溶胶在碳纤维表面的铺展延伸，有利于提高涂层的均匀性。

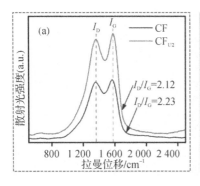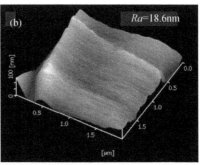

图 2-57　纤维表面精细结构表征

(a)拉曼光谱;(b)AFM

综上所述,纤维的表面结构决定着 Al_2O_3 - SiC_w 溶胶的喷涂率及涂层碳纤维的整体性能。纤维表面官能团的种类和数量、粗糙度、微晶大小等均影响到纤维的表面润湿性及表面能,也对纤维与 Al_2O_3 - SiC_w 涂层结合性能有很大的影响。经改性的 CF_{U2} 表面,如—OH、—COOH 等活性官能团的增加能够促进 CF_{U2} 和涂层界面处建立二次或范德华力来提高界面结合能力。同时 CF_{U2} 表面粗糙度变大,边缘不饱和碳原子数目增加,自由能显著提高,这些同样均有利于 Al_2O_3 - SiC_w 涂层的制备及 CF_{U2} 与 Al_2O_3 - SiC_w 涂层界面结合性能的改善。

2.4.2　Al_2O_3 - SiC_w 涂层的制备及表征

1.溶胶喷涂法制备 Al_2O_3 - SiC_w 涂层

配置 0.6 mol/L 添加 SiC_w 的 Al_2O_3 溶胶,将 97%(质量分数)异丙醇铝及 3%(质量分数)的 SiC_w 在 100 mL 去离子水中利用磁力搅拌混合均匀,将混合溶液置于 95 ℃恒温水浴箱中恒温放置 24 h 以得到均匀的溶胶。利用溶胶喷涂法将溶胶雾化并均匀喷涂在纤维表面,每隔 15 min 喷涂一次。将这些涂层碳纤维干燥后置于氮气保护的 GSL - 1700X 型管式炉中进行 1 100 ℃热处理,即可获得(Al_2O_3 - SiC_w)/CF。

2.Al_2O_3 - SiC_w 涂层的表征

(1)Al_2O_3 - SiC_w 涂层的物相组成。如图 2-58 所示为涂层碳纤维的成分分析结果,试样是在 1 100 ℃氮气气氛保护下恒温热处理 60 min 所得到的涂层碳纤维。图 2-58(a)所示的 SEM - EDS 结果看出,纤维表面覆盖着一层致密、带有晶须状凸起的浅灰色物质。通过 EDS 元素检测发现,C,O,Al 和 Si 是主要元素,根据溶胶成分推测该纤维表面覆盖物中的 Al、O 元素来自 Al_2O_3,而 C 元素则来自 CF_{U2} 和 SiC_w。图 2-58(b)所示为 XRD 图,分别根据 Al_2O_3 及 SiC_w

的标准卡片 PDF♯46-1131,PDF♯49-1428 对应了该 XRD 图谱中主要峰的位置。当扫描角度 2θ 为 32.80°,63.98°,64.16°,66.82°,67.02° 以及 67.24°时,分别对应出现了 Al_2O_3 的(022),(2211),(0214),(040),(041)和(042)晶面衍射峰。而 SiC_w 的主要特征峰则分别在 35.70°(331),41.62°(104),60.28°(107)和 65.20°(109)处出现。可以看出,在涂层碳纤维试样中未检测到其他杂质,只存在 Al_2O_3 和 SiC_w 两相。以上 ESD 和 XRD 结果均表明,在该制备工艺下 Al_2O_3 和 SiC_w 之间没有发生化学反应或转变,可以获得成分准确的 Al_2O_3 - SiC_w 涂层。

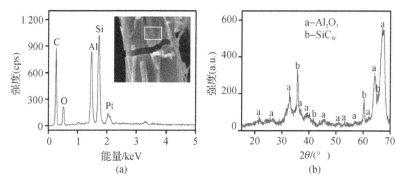

图 2-58 涂层碳纤维的物相表征
(a)SEM-EDS;(b)XRD

(2)Al_2O_3 - SiC_w 涂层的形貌表征。图 2-59 所示为不同喷涂次数下获得的涂层碳纤维形貌图。整体看出,涂层碳纤维经过热处理后,由于涂层的存在,它们均具有明显的皱纹表面,图中呈灰白色、光滑且沿着 CF_{U2} 轮廓的壳体为 Al_2O_3 涂层,表面无序网状钉扎附着的棒状物质为 SiC_w。

图 2-59(a)(b)所示为一次溶胶喷涂处理,部分 CF_{U2} 表面被较薄且不连续的 Al_2O_3 - SiC_w 涂层包覆,记为 1(Al_2O_3 - SiC_w)/CF_{U2}。出现这种现象的原因在于即使 CF_{U2} 为超声阳极氧化改性纤维,但为保证纤维的力学性能,其氧化条件相对温和,根据图 2-59(b)中 AFM 检测的粗糙度数值(18.6 nm)看出,氧化作用范围在纳米级别深度。因此,1(Al_2O_3 - SiC_w)/CF_{U2} 的形态并不理想,部分纤维并未被均匀包覆。当喷涂次数增加至两次时,获得 2(Al_2O_3 - SiC_w)/CF_{U2} 试样。如图 2-59(c)(d)所示,CF_{U2} 表面 Al_2O_3 - SiC_w 涂层厚度及覆盖率均显著增加,大部分 CF_{U2} 表面均被连续的涂层包覆,仅少量 CF_{U2} 裸露。这种改善效果得益于第二次喷涂是基于 1(Al_2O_3 - SiC_w)/CF_{U2} 的,在首次溶胶喷涂后,Al_2O_3 - SiC_w 溶胶可在 CF_{U2} 表面形成凝胶层,该凝胶层使得 CF_{U2} 表面变得不均匀,为后期的喷涂提供更多的溶胶附着点,提高 Al_2O_3 - SiC_w 溶胶的喷涂率。同时这些凝胶层也改善了表面粗糙度,能够增加一次喷涂的涂层与二次喷涂涂层之间的机械嵌合,间接地提高了涂层的覆盖率、均匀性及稳定性。如图 2-59

（e）（f）所示,喷涂次数继续增加至三次后,所获得的 3（Al$_2$O$_3$ - SiC$_w$）/CF$_{U2}$ 试样中涂层厚度较二次喷涂增加,涂层更加致密、均匀且连续,涂覆区域更加全面,几乎无纤维裸露。一方面,同上述二次喷涂溶胶覆盖率提高的原因,即随着喷涂次数的提高,涂层厚度也继续增加;另一方面,第三次喷涂将弥补前两次喷涂过程中未被完全包裹纤维表面的部分缺陷,进而使得涂层更加连续、均匀。但这并不意味着喷涂次数越多,涂层质量就越好。根据随着喷涂次数增加涂层厚度逐渐增加的趋势推测,当喷涂次数过多时,会导致涂层厚度过厚并且受到更大的裂纹拉应力,从而降低涂层质量。因此,喷涂三次,厚度和涂层质量都达到了理想水平,不需要再增加喷涂次数。

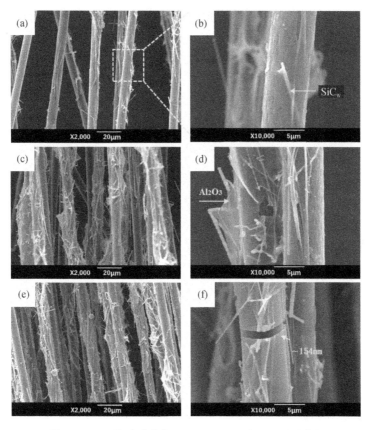

图 2 - 59　不同喷涂次数（Al$_2$O$_3$ - SiC$_w$）/CF$_{U2}$ 形貌表征

（a）1（Al$_2$O$_3$ - SiC$_w$）/CF$_{U2}$　×2 000;（b）1（Al$_2$O$_3$ - SiC$_w$）/CF$_{U2}$　×10 000;

（c）2（Al$_2$O$_3$ - SiC$_w$）/CF$_{U2}$　×2 000;（d）2（Al$_2$O$_3$ - SiC$_w$）/CF$_{U2}$　×10 000;

（e）3（Al$_2$O$_3$ - SiC$_w$）/CF$_{U2}$　×2 000;（f）3（Al$_2$O$_3$ - SiC$_w$）/CF$_{U2}$　×10 000

(3)Al_2O_3 - SiC_w 涂层的抗氧化性能。图 2 - 60 所示为涂层碳纤维及对比组 CF 的抗氧化性能测试结果。800 ℃空气环境下的等温氧化曲线如图 2 - 60 (a)所示,在相同的氧化时间,CF 的质量损失高于其他三组。同时,3(Al_2O_3 - SiC_w)/CF_{U2} 的质量损失最小,而 2(Al_2O_3 - SiC_w)/CF_{U2} 略高于此值,均优于 1(Al_2O_3 - SiC_w)/CF_{U2}。这是由于 1(Al_2O_3 - SiC_w)/CF_{U2} 表面涂层较薄且不连续,而 2(Al_2O_3 - SiC_w)/CF_{U2} 和 3(Al_2O_3 - SiC_w)/CF_{U2} 均拥有均匀、致密且连续的涂层形貌。完整的涂层结构能够在抗氧化实验中阻碍氧气和热量对内部纤维的直接氧化侵蚀,因此两、三次喷涂显示出优于一次喷涂试样的抗氧化性能,且三次喷涂试样抗氧化性能最佳。在 5 min 氧化时间内,CF 与 3(Al_2O_3 - SiC_w)/CF_{U2} 的质量损失差异不大。氧化 15 min 后 CF 质量损失率为 67.2%,1(Al_2O_3 - SiC_w)/CF_{U2} 为 42.7%,2(Al_2O_3 - SiC_w)/CF_{U2} 和 3(Al_2O_3 - SiC_w)/CF_{U2} 质量损失率分别为 30.8% 和 28.1%。经过 30 min 的氧化后,CF 质量损失率为 98.9%,其余三组,即 1(Al_2O_3 - SiC_w)/CF_{U2}、2(Al_2O_3 - SiC_w)/CF_{U2} 和 3(Al_2O_3 - SiC_w)/CF_{U2} 质量损失率分别为相对于 CF 质量损失率低 29.0%、39.9% 和 44.0%。随着氧化时间延长至 50 min 以上,CF 和 1(Al_2O_3 - SiC_w)/CF_{U2} 的质量损失分别近于稳定在 100% 和 76.9%。而 2(Al_2O_3 - SiC_w)/CF_{U2} 和 3(Al_2O_3 - SiC_w)/CF_{U2} 的质量损失率需要在氧化 75 min 后才达到近乎稳定状态。从上述结果看出,涂层碳纤维的质量损失率总是低于 CF,且氧化速率也低于 CF 的氧化速率。

图 2 - 60(b)分别是 CF 及 3(Al_2O_3 - SiC_w)/CF_{U2} 在 800 ℃,900 ℃和 1 000 ℃下氧化 15 min 获得的抗氧化结果。在 800 ℃温度下,3(Al_2O_3 - SiC_w)/CF_{U2} 的氧化质量损失率比 CF 低 41.1%。从 900 ℃到 1 000 ℃,CF 被完全氧化,3(Al_2O_3 - SiC_w)/CF_{U2} 的质量损失则随着温度的升高而继续增加。这表明,在相同的氧化测试条件下,涂层可以对碳纤维起到保护作用。但随着氧化条件的加剧,涂层逐渐被破坏,保护作用因此逐渐减弱。随着温度的变化,涂层碳纤维的质量损失总体低于 CF,与图 2 - 60(a)等温抗氧化曲线规律一致。综合分析,在 800 ℃空气环境下,3(Al_2O_3 - SiC_w)/CF_{U2} 能够将抗氧化时间从 CF 的 50 min 延长至 105 min(提高了 2.1 倍)。同时 CF 与 3(Al_2O_3 - SiC_w)/CF_{U2} 均在 15 min 的抗氧化时长内,相对于 CF 的存在温度 800 ℃,3(Al_2O_3 - SiC_w)/CF_{U2} 中碳纤维的存在温度提升到了 1 000 ℃。

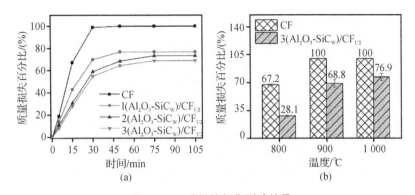

图 2 - 60 试样抗氧化测试结果

(a)等温抗氧化曲线；(b)等时增温抗氧化曲线

图 2 - 61 所示为在空气环境中 800 ℃下 CF 和(Al_2O_3 - SiC_w)/CF_{U2} 氧化 15 min 的 SEM 图。CF_{U2} 原始平均直径约为 6.8 μm，图 2 - 61(a)中，CF 氧化 15 min 后，部分纤维表面出现严重氧化凹坑，且大部分纤维直径降低至约 4.60 μm，大幅度降低的纤维直径及氧化凹坑均表明在空气环境下氧化 15 min 后纤维产生严重损伤，这将直接导致纤维力学性能的降低。图 2 - 61(b)是 1(Al_2O_3 - SiC_w)/CF_{U2} 的氧化形貌，可以观察到纤维出现两种明显差异的形貌，一部分纤维在涂层保护作用下依旧呈光滑形貌，另一部分纤维由于缺乏涂层保护裸露在外，而遭受到严重氧化。那些遭受氧化的纤维直径降至 4.5 μm 左右，与 CF 的氧化纤维直径接近。这种差异是由如图 2 - 59 中所示的一次喷涂不均匀形貌决定的。图 2 - 61(c)所示的 2(Al_2O_3 - SiC_w)/CF_{U2} 氧化形貌图中，大部分纤维表面依旧被完整地涂层包裹着，同时初始存在的少量不均匀涂覆及后期涂层剥落的双重原因使得部分纤维裸露在外，但可测量纤维直径仍保持 6.8 μm，与初始纤维直径一致。3(Al_2O_3 - SiC_w)/CF_{U2} 的氧化形貌图如图 2 - 61(d)所示，几乎所有纤维仍被涂层完整包覆，很难直接测量纤维直径，但可观察到 3(Al_2O_3 - SiC_w)/CF_{U2} 外观并没有出现明显的缺陷或破坏，可以据此推测内部纤维仍旧保持完整形貌。所有的(Al_2O_3 - SiC_w)/CF_{U2} 在氧化后表面形貌相对于其氧化前均变得更加平整，表面 SiC_w 晶须含量均出现降低趋势。这是由于在氧化过程中 Al_2O_3 - SiC_w 涂层中部分 SiC_w 被氧化，氧化产物附着或填充涂层中的微裂纹，继续协同 Al_2O_3 - SiC_w 涂层对纤维起到保护作用。同时，部分表层 Al_2O_3 - SiC_w 的剥落也会产生能耗，降低了热和氧气对内部纤维的损坏。此外，如图 2 - 61(d)所示的 A 处，在 SiC_w 的阻碍作用下该处微裂纹出现了明显的偏转，裂纹延伸速率降低。此外，由 B 处看出在 SiC_w 桥接作用下阻碍了裂纹的继续扩散。

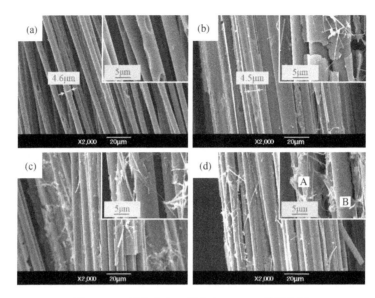

图 2-61　试样在 800 ℃氧化 15 min 的形貌图

(a)CF；(b)1(Al$_2$O$_3$ - SiC$_w$)/CF$_{U2}$；(c)2(Al$_2$O$_3$ - SiC$_w$)/CF$_{U2}$；(d)3(Al$_2$O$_3$ - SiC$_w$)/CF$_{U2}$

综上所述，对于(Al$_2$O$_3$ - SiC$_w$)/CF$_{U2}$ 来说，它们的氧化速率受到氧气通过涂层中微裂纹的扩散速率影响，涂层中的微裂纹是氧气进入内部的扩散通道。表层 Al$_2$O$_3$ - SiC$_w$ 脱落能耗、SiC$_w$ 桥接阻碍、裂纹偏转等机制共同作用使得拥有更均匀形貌的 Al$_2$O$_3$ - SiC$_w$ 涂层更容易在抗氧化实验中发挥最佳保护作用，降低裂纹产生及生长速率，因此随着喷涂次数增加至三次，所获得的 3(Al$_2$O$_3$ - SiC$_w$)/CF$_{U2}$ 拥有更厚、更完整、更均匀的形貌，进而显示出了最低的质量损失率及氧化速率。

(4)Al$_2$O$_3$ - SiC$_w$ 涂层的热震性能。图 2 - 62 所示为 3(Al$_2$O$_3$ - SiC$_w$)/CF$_{U2}$ 试样在 400 ℃和室温之间进行的抗热震性能试验结果。图 2 - 62(a)为抗热震循环数据，热震循环实验中质量损失率主要分为三个阶段，每个阶段中的曲线可近似为一条直线，通过直线斜率的比较可以看出试样的质量损失速率差异。在第 Ⅰ 阶段中，质量损失率保持缓慢增长，曲线斜率 K_1 仅为 0.12。随着循环次数的增加，在第 Ⅱ 阶段中，质量损失率出现过渡段增长，质量损失速率较 Ⅰ 阶段出现略微的增长趋势，K_2 上升至 0.40。当循环次数增加至 7～10 次的第 Ⅲ 阶段内，质量损失速率出现较大幅度上升，K_3 增至 1.48，但在最终第 10 次循环后，质量损失率仅为 6.4%，仍维持在较低水平。图 2 - 62(b)为 3(Al$_2$O$_3$ - SiC$_w$)/CF$_{U2}$ 热震循环 10 次后的形貌，表面未观察到明显的微裂纹或脱落，部分

SiC_w 变成零碎状,这也可能是导致试样出现较低水平质量损失的原因。这表明 $3(Al_2O_3 - SiC_w)/CF_{U2}$ 中 CF_{U2} 与 $Al_2O_3 - SiC_w$ 涂层之间拥有良好的界面结合,可将这种良好性能归功于以下三方面:①内层改性 CF_{U2} 表面的条纹加强了 CF_{U2} 与 $Al_2O_3 - SiC_w$ 涂层之间的界面结合;②一次喷涂后 CF_{U2} 表面附着部分不均匀且凹凸不平的 $Al_2O_3 - SiC_w$ 涂层,这些涂层使得在再次喷涂过程中, $Al_2O_3 - SiC_w$ 涂层更易附着和同质铺展,增加涂层与涂层之间的机械嵌合;③无序钉扎状 SiC_w 也能够增加涂层与涂层之间的相互铆接,降低裂纹产生和阻碍裂纹扩散。这三方面优势均促进了三次溶胶喷涂所获得的 $3(Al_2O_3 - SiC_w)/CF_{U2}$ 试样中,涂层与纤维之间保持稳定的界面结合,从而持续保持了较低水平的质量损失率。

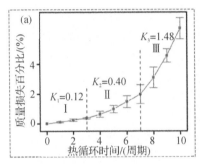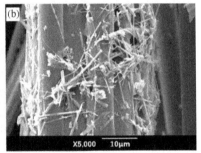

图 2 - 62　$3(Al_2O_3 - SiC_w)/CF_{U2}$ 抗热震性能检测结果

(a)质量损失曲线;(b)形貌

图 2 - 63 所示为涂层纤维的抗氧化保护机理模拟分析图。综上可知,通过溶胶三次喷涂可以在改性碳纤维表面制备致密、均匀且连续的 $Al_2O_3 - SiC_w$ 涂层。超声阳极氧化改性处理提高了碳纤维的润湿性及粗糙度,使溶胶的黏附率提高,同时涂层与碳纤维之间的界面结合能力也相应改善。此外,SiC_w 的钉扎作用加强了不同喷涂次数所得涂层之间的界面结合性能。在抗氧化性能检测实验中,致密、均匀且连续的 $Al_2O_3 - SiC_w$ 涂层能够有效阻止氧气的侵入,保护碳纤维。随着氧化时间的延长,表层部分 $Al_2O_3 - SiC_w$ 涂层产生微裂纹,SiC_w 能够发挥其典型的增韧机理,通过裂纹桥接或裂纹偏转阻碍裂纹的生长,通过晶须的拔出或剥落消耗部分破坏能,降低涂层被破坏的速率。此外,氧化过程中 $Al_2O_3 - SiC_w$ 涂层中部分 SiC_w 被氧化,氧化产物附着或填充涂层中的微裂纹,继续协同 $Al_2O_3 - SiC_w$ 涂层对纤维起到保护作用。

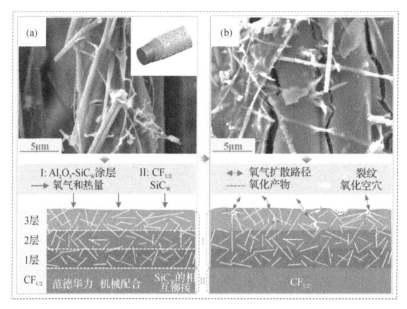

图 2-63　涂层纤维抗氧化保护机理模拟
(a)氧化前；(b)氧化后

2.4.3　CF/(Al₂O₃-SiCₓ)/HA 复合材料的制备与研究

1. CF/(Al₂O₃-SiCₓ)/HA 复合材料的制备

常压烧结工艺制备复合材料：采用(3±1)mm 的 3(Al₂O₃-SiCₓ)/CF 及 CF(0.5％质量分数)，分别与 HA 混合均匀后，获得(Al₂O₃-SiCₓ)/CF 与 HA，CF 与 HA 的复合粉体。再模压成型，最后将复合坯体氮气气氛保护下(分别在 1 100 ℃,1 200 ℃)烧结 60 min，获得常压烧结 CF/Al₂O₃-SiCₓ/HA 及对比组 CF/HA 复合材料。

热压烧结工艺制备复合材料：同上述常压烧结工艺采用的复合粉体一致，然后将该复合粉体置于石墨热压模具中，再在真空环境中热压烧结成形(在 1 200 ℃高温下分别烧结 15 min 及 60 min)。

综上所述，CF/Al₂O₃-SiCₓ/HA 复合材料制备流程如图 2-64 所示。

2. CF/(Al₂O₃-SiCₓ)/HA 复合材料的表征

(1)断面形貌(常压烧结)。图 2-65 是 CF/HA 和 CF/(Al₂O₃-SiCₓ)/HA 复合材料的断面 SEM 图。如图 2-65(a)所示，CF/HA 复合材料中的 CF 与 HA 基体之间形成了大的界面间隙。这可能是因为 CF 与 HA 基体之间热膨胀系数存在差异,在复合材料冷却过程中所产生的,而这些界面间隙将极大地降低复合材料的界面结合强度。理论表明,界面间隙在外力的冲击下将成为裂纹源头,而裂纹的生长最终将导致复合材料的开裂和破碎。此外,在 CF 表面可以观察到明显的氧化损伤而变得粗糙,CF 断口边缘处也很难观察到典型的脆断形貌。CF 形貌的破坏将导致其自身力学性能的下降,进而,其对复合材料的增强效果也将降低。相反,图 2 - 65(b)中几乎不存在明显的界面间隙,涂层碳纤维与 HA 基体之间结合紧密。这表明 CF 表面的 $Al_2O_3 - SiC_w$ 涂层具有良好的缓冲作用,能够有效缓解碳纤维与 HA 基体之间的热膨胀差异。同时,可以观察到 CF 表面依旧光滑,无明显氧化损伤现象,断口处呈光洁脆断状。这表明涂层的存在有效降低了复合材料中碳纤维的氧化损伤,这对提高复合材料的综合力学性能有积极作用。

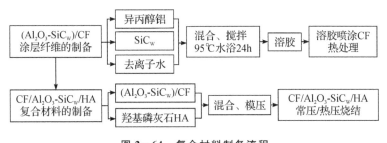

图 2 - 64　复合材料制备流程

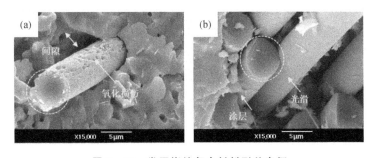

图 2 - 65　常压烧结复合材料形貌表征

(a)CF/HA　×15 000;(b)CF/($Al_2O_3 - SiC_w$)/HA 形貌　×15 000

(2)力学性能(常压烧结)。图 2 - 66 所示为在烧结温度为 1 100 ℃和 1 200 ℃、氮气气氛保护下常压烧结 60 min 所获得的 CF/HA 及 CF/($Al_2O_3 - SiC_w$)/HA 复合材料的密度及硬度。如图 2 - 66(a)复合材料的密度数据所示,随着烧结温度的提高,两组复合材料密度均出现了提高,CF/HA 提高了 37.3%,CF/($Al_2O_3 - SiC_w$)/HA 提高了 25.4%。在 1 100 ℃烧结温度下烧结 60 min,CF/

（Al$_2$O$_3$ - SiC$_w$）/HA 显示出高于 CF/HA 复合材料 12.6% 的密度差，随烧结温度升高至 1 200 ℃，这种差距减小至 2.9%。出现这种现象的原因在于，1 100 ℃烧结温度下，CF/（Al$_2$O$_3$ - SiC$_w$）/HA 复合材料中 Al$_2$O$_3$ - SiC$_w$ 涂层的存在，减小了纤维与 HA 基体之间的热膨胀系数差异造成的界面间隙，复合材料中颗粒间黏结程度更高，从而使 CF/（Al$_2$O$_3$ - SiC$_w$）/HA 相对于 CF/HA 复合材料变得致密。烧结温度升高至 1 200 ℃，由于 CF/（Al$_2$O$_3$ - SiC$_w$）/HA 在 1 100 ℃烧结温度下已经达到了相对较大的致密度，因此随着温度的提高其密度的增大程度不显著；而 CF/HA 复合材料中由于纤维没有涂层的保护作用，随着温度的升高可能导致纤维氧化加剧甚至完全消失，进而使复合材料中因纤维引起的间隙减小，促进复合材料致密化。因此，随着烧结温度的升高，CF/（Al$_2$O$_3$ - SiC$_w$）/HA 的致密度提高率较 CF/HA 低 11.9%。但总体来说，CF/（Al$_2$O$_3$ - SiC$_w$）/HA 在 1 100 ℃及 1 200 ℃两种烧结温度下获得的密度均大于 CF/HA，分别为 1.99 g/cm^3 及 2.50 g/cm^3。如图 2 - 66(b) 所示为两种复合材料硬度值，数据显示随着温度的升高，两种复合材料硬度变化趋势与密度变化趋势基本保持一致，CF/HA 复合材料以 68.6% 的提高幅度从 231 HV 增长至 390 HV，而 CF/（Al$_2$O$_3$ - SiC$_w$）/HA 以 7.6% 的提高幅度从 420 HV 增长至 452 HV，但从硬度数值比较可以看出，CF/（Al$_2$O$_3$ - SiC$_w$）/HA 的硬度始终高于 CF/HA。综合上述复合材料密度值的比较及其变化趋势的原因分析可以看出，密度越大的复合材料其颗粒之间结合越紧密，其对应的硬度值就相应越大。

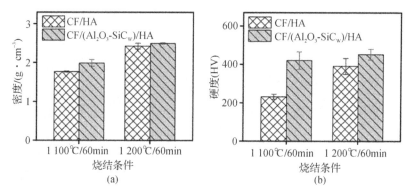

图 2 - 66 常压烧结复合材料性能表征
(a)密度；(b)硬度

图 2 - 67 为 1 200 ℃烧结温度下烧结 60 min 获得的两种复合材料抗压强度性能测试结果。从图 2 - 67(a) 所示的压缩强度数据可以看出，压缩强度与密度

变化规律一致,密度较大的 CF/(Al$_2$O$_3$ - SiC$_w$)/HA 复合材料也具有较大的压缩强度 29.09 MPa,而 CF/HA 的压缩强度(20.97 MPa)比 CF/(Al$_2$O$_3$ - SiC$_w$)/HA 低 27.9%。分析认为,CF/(Al$_2$O$_3$ - SiC$_w$)/HA 复合材料中 Al$_2$O$_3$ - SiC$_w$ 烧结保护涂层的添加优化了碳纤维对 HA 的增强作用。涂层在保护碳纤维性能的同时提高了复合材料的密度,基体与增强体之间的紧密融合使外力很难破坏复合材料内部组织,同时涂层的存在能够在复合材料受到破坏力时消耗部分破坏能。因而,复合材料良好的致密度及内部涂层的耗能作用,使复合材料在受到压缩破坏力时具有更好的抗破坏能力。此外,结合图 2 - 67(b)中的载荷-位移曲线看出,复合材料 CF/(Al$_2$O$_3$ - SiC$_w$)/HA 较 CF/HA 能够承受的最大载荷提高了 41.2%,失效位移也延伸了近 2.88 倍。同时从曲线变化趋势可以看出,两种复合材料的断裂形式均不再是典型的陶瓷脆性断裂,而是经过一个较大位移的斜坡以后发生失效。在承受最大压缩载荷之前,复合材料 CF/HA 较 CF/(Al$_2$O$_3$ - SiC$_w$)/HA 呈现出更多的波动点。分析认为复合材料 CF/HA 中 HA 的脱羟分解将对内部不同位置的碳纤维造成不同程度的损伤,进而导致复合材料内部受力不均,因此其载荷-位移曲线出现大量波动点。而 CF/(Al$_2$O$_3$ - SiC$_w$)/HA 中由于涂层的存在保护碳纤维性能的同时消耗部分破坏能,破坏力使 HA 基体产生的裂纹在遇到涂层碳纤维后发生了偏转或中止。因此它能够以相对均匀的受力方式达到承受高于 CF/HA 的最大抗压载荷。

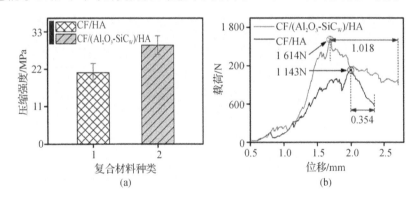

图 2 - 67　复合材料压缩性能表征

(a)压缩强度;(b)载荷-位移曲线

(3)力学性能(热压烧结)。如图 2 - 68 所示分别为在 1 200 ℃、15 MPa 的热压压力下热压 15 min 及 60 min 烧结获得的 CF/HA 及 CF/(Al$_2$O$_3$ - SiC$_w$)/HA 复合材料密度及硬度数据。复合材料密度如图 2 - 68(a)所示,可见 1 200

℃热压 15 min 获得的 CF/HA 及 CF/(Al$_2$O$_3$ - SiC$_w$)/HA 复合材料密度分别为 2.83 g/cm^3 及 2.91 g/cm^3；1 200 ℃热压 60 min 获得的两种复合材料密度分别为 2.85 g/cm^3 及 2.94 g/cm^3。从密度的数值变化观察，无论是热压时间的变化还是复合材料的种类差异均未使复合材料密度出现明显的差异，且本节中热压获得的所有复合材料密度均较常压烧结中 1 200 ℃烧结 60 min 获得的最大密度为 2.50 g/cm^3 的复合材料 CF/(Al$_2$O$_3$ - SiC$_w$)/HA 更致密。从图 2 - 68 (b)热压复合材料硬度值看出，随着热压时间从 15 min 升高至 60 min，CF/HA 复合材料的硬度从 501 HV 增加至 537 HV，增长了 7.2%，CF/(Al$_2$O$_3$ - SiC$_w$)/HA 复合材料的硬度仅以 4.3% 的增长幅度从 529 HV 增加至 552 HV。可见，随着热压时间的延长，复合材料密度及硬度增长幅度均不明显，与常压烧结的规律出现明显差异。分析出现这种规律的原因在于常压及热压烧结过程中 HA 基体晶粒生长存在差异。但整体规律仍呈现 1 200 ℃烧结 60 min 较烧结 15 min 能够获得密度更大、硬度更高的复合材料。同时在相同烧结条件下，复合材料 CF/(Al$_2$O$_3$ - SiC$_w$)/HA 密度及硬度结果均高于 CF/HA。

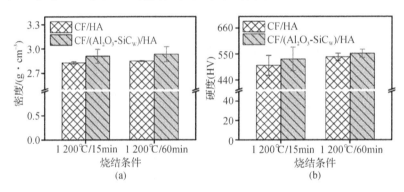

图 2 - 68　热压烧结复合材料性能表征

(a)密度；(b)硬度

图 2 - 69 所示为 1 200 ℃热压 60 min 获得的 CF/HA 及 CF/(Al$_2$O$_3$ - SiC$_w$)/HA 复合材料压缩性能测试结果。数据显示，复合材料 CF/HA 与 CF/(Al$_2$O$_3$ - SiC$_w$)/HA 的压缩强度分别为 28.00 MPa，74.45 MPa。二者的压缩强度出现了明显差异，推测其原因与该热压烧结工艺条件下复合材料内部增强材料形貌差异有关。通常 HA 的分解温度在 1 100～1 150 ℃范围内，即使热压烧结工艺能够在一定程度上阻碍 HA 的脱羟分解，但本热压烧结温度已高达 1 200 ℃，且烧结时间长，因此推测复合材料内部会因长时间高温烧结而出现形貌差异。

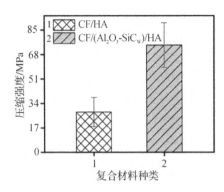

图 2 - 69　复合材料压缩性能

(4)断面形貌(热压烧结)。图 2 - 70 为热压烧结复合材料形貌。对比图 2 - 70(a)(b)的 CF/HA 与图 2 - 70(c)(d)的 CF/(Al_2O_3 - SiC_w)/HA 复合材料形貌可以看出,复合材料 CF/HA 中 CF 断面处呈氧化状态,很难看到清晰的断裂轮廓,而 CF/(Al_2O_3 - SiC_w)/HA 中的 CF 断面仍能显著观察到其脆性断裂后的断口,且其表面较 CF/HA 中 CF 更为光滑、平直。同时,在 CF 之间能观察到部分涂层的存在。分析在热压烧结工艺下 CF/HA 复合材料中仍出现 CF 表面氧化原因为:在 1 200 ℃高温烧结下,HA 脱羟分解效应虽然能被抑制,但并不能完全消除,因此在 1 200 ℃及 60 min 长时间高温烧结后不可避免地导致 CF 的微氧化,从而使其压缩性能低于 CF/(Al_2O_3 - SiC_w)/HA。但相对于图 2 - 70 中常温烧结 CF/HA 复合材料的压缩性能(20.97 MPa)仍提高了 38.7%,可见热压烧结可以降低 HA 分解对 CF 造成的氧化程度。而对于 CF/(Al_2O_3 - SiC_w)/HA 复合材料,由于热压工艺的优越性及涂层的良好保护共同作用使得其内部 CF 保持良好的形貌及力学性能,进而压缩强度相对于常压烧结 CF/(Al_2O_3 - SiC_w)/HA 复合材料的压缩强度(28.00 MPa)提升了近 2.66 倍。

(5)强韧机理。图 2 - 71 所示为 3(Al_2O_3 - SiC_w)/CF 在 CF/(Al_2O_3 - SiC_w)/HA 复合材料中的增强机理分析。陶瓷涂层碳纤维的使用,可以通过陶瓷涂层碳纤维的桥联、断裂和拔出等机制,限制并阻碍复合材料中裂纹的产生和生长来改善复合材料的力学性能。复合材料的性能不仅取决于其组分材料,在很大程度上也取决于各组分之间的界面质量,良好的界面结合可以有效促进载荷的传递。三次喷涂在改性 CF 表面制备了均匀、致密且连续的 Al_2O_3 - SiC_w 涂层,增加了 CF 表面粗糙度,且涂层表面具有钉扎状 SiC_w,这种表面状态有利于复合材料中涂层界面与 HA 基体的嵌合,提高 CF 与 HA 之间的界面结合性能。从常压烧结复合材料形貌可以看出,Al_2O_3 - SiC_w 涂层的存在有效降低了纤维和基体热膨胀系数差异所造成的影响,改善了两种材料之间的界面相容性和结合强度。而界面结合性能的提高有利于提高复合材料致密度,进而促进复合材料力学性能的提高。同时,3(Al$_2$O$_3$ - SiC$_w$)/CF 可以吸收更多的能量和 HA 基体中的裂纹变形,从而产生更加曲折的路径来释放残余应力。此外,复合材料烧结过程中 HA 的脱羟基化和分解能够产生氧气,一方面,均匀、致密的 Al$_2$O$_3$ - SiC$_w$ 能够有效发挥其对 CF 良好的抗氧化保护作用,阻止氧气侵入对 CF 的氧化破坏。另一方面,SiC$_w$ 与分解的氧气发生反应,这不仅消耗氧气来保护 CF,还产生可填充裂纹的过渡 SiO$_2$ 层,维持涂层的致密度,增强界面相容性[63]。因此,在 CF 表面引入 Al$_2$O$_3$ - SiC$_w$ 涂层可显著提高复合材料综合力学性能。

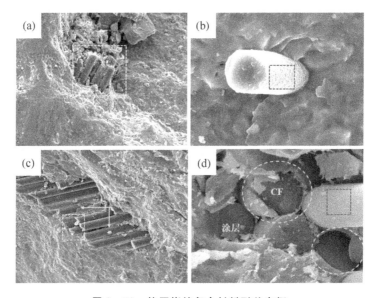

图 2 - 70 热压烧结复合材料形貌表征
(a)CF/HA 形貌×2 000;(b)CF/HA 形貌×15 000;
(c)CF/(Al$_2$O$_3$ - SiC$_w$)/HA×2 000;(d)CF/(Al$_2$O$_3$ - SiC$_w$)/HA×15 000

(6)常压、热压对比。对比 1 200 ℃下常压和热压烧结 60 min 后所获得的 CF/(Al$_2$O$_3$ - SiC$_w$)/HA 复合材料密度及力学性能可知,热压烧结所获得的复合材料较常压烧结的拥有更致密的结构、更高的硬度及压缩强度。当复合材料成分一致时,烧结工艺对复合材料性能同样造成不可忽视的影响。热压烧结工艺在高温烧结的同时施加压力,这有利于陶瓷复合材料中气孔的排出、缺陷的去除及结构的致密化,进而颗粒之间的结合强度增加,因而热压烧结复合材料较常压烧结复合材料拥有更高的硬度。此外,高温热压容易使陶瓷的塑性加强、颗粒间的流动性提高而趋向致密化,因此热压烧结复合材料的密度及强度均高于常压烧结。

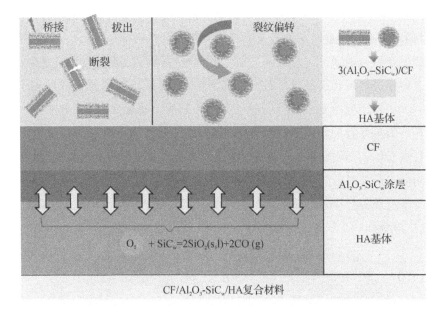

图 2 - 71　3(Al₂O₃ - SiCw)/CF 在 CF/(Al₂O₃ - SiCw)/HA 复合材料中的增强机理

　　图 2-72 和图 2-73 分别为 1 200 ℃烧结温度下常压及热压烧结 60 min 获得的复合材料在模拟体液中浸泡 3 天取出后检测到的表面形貌。从图 2-72 所示的常压烧结复合材料模拟体液浸泡结果看出,如图 2-72(a)(b)所示在浸泡 3 天后,复合材料表面形成了一层宏观可见、致密、均匀且呈粒状的生物活性磷灰石网格状交错生长,完全覆盖了复合材料表面,甚至出现龟裂状。可见该常压烧结工艺条件保留了 HA 基体的良好生物活性,这对生物医用材料是极具优势的。然而,图 2-73 所示的热压烧结复合材料模拟体液浸泡结果较常压烧结复合材料结果出现了显著差异。

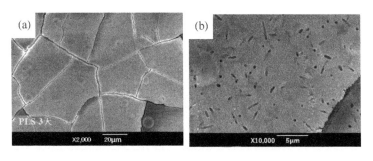

图 2 - 72　常压烧结复合材料模拟体液浸泡

(a)3 天×2 000;(b)3 天×10 000

从图 2-73(a)(b)看出,浸泡 3 天后,颗粒状生物活性磷灰石黏附在其表面,但仍维持不均匀分布状态且未能完全覆盖复合材料表面,部分区域仍能明显观察到复合材料表面的原始形貌。综上可以看出,相对于热压烧结工艺,常压烧结工艺能够更好地保持复合材料的生物活性,这可能与两种复合材料基体形貌差异相关。常压烧结复合材料仍存在清晰可见的晶界轮廓,这有利于为生物活性沉积物提供足够的附着点,进而这些生物活性沉积物不断生长直至覆盖整个复合材料表面。而对于热压烧结复合材料,其晶粒之间结合相对致密,活性磷灰石可附着点位相对较少,因此其模拟体液浸泡效果不及常压烧结复合材料理想。但无论常压还是热压烧结的复合材料均保持着生物活性,且随着浸泡时间的延长,活性磷灰石的生长量也逐渐增多。

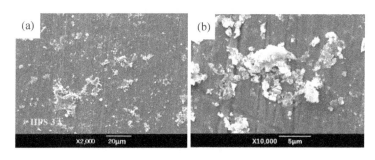

图 2-73 热压烧结复合材料模拟体液浸泡

(a)3 天×2 000;(b)3 天×10 000

2.5 CF/C-Si-Al$_2$O$_3$-nHA 增强 HA 人工骨

本节首先对 CF 进行表面改性处理,获得 NHS-CF。利用磁控溅射法在改性处理 CF 表面沉积前驱梯度 C-Si-Al 复合涂层,C 层对 CF 起到保护作用,Si 层作为阻挡层防止 CF 与 Al 涂层发生反应产生 Al$_4$C$_3$ 脆性相。研究 CF 表面前驱梯度 C-Si-Al 涂层的微观形貌以及 C-Si-Al 涂层对 CF 力学性能的影响规律。通过阳极氧化复合电沉积法在 CF 表面制备烧结保护(C-Si-Al$_2$O$_3$)复合生物活性(nHA)涂层。利用常压和热压法制备 CF/C-Si-Al$_2$O$_3$-nHA/HA 生物复合材料,研究常压和热压烧结工艺对复合材料综合力学性能、形貌结构及物相成分的影响。

2.5.1　CF 表面 C‐Si‐Al$_2$O$_3$‐nHA 涂层的制备及表征

1. C‐Si‐Al$_2$O$_3$‐nHA 涂层的制备

(1)磁控溅射法沉积前驱梯度 C‐Si‐Al 涂层。采用磁控溅射法在改性 CF 表面制备前驱梯度 C‐Si‐Al 涂层,调整靶材及溅射工艺参数,在 CF 表面从内到外依次制备 C 层、Si 层和 Al 层。磁控溅射梯度涂层的流程如下:

先打开射频电源,调整工作气压,再打开 C 靶材挡板,进行沉积 C 涂层,溅射时间为 60 min。接着打开 Si 靶挡板,进行 Si 涂层的溅射,沉积时间为 60 min。然后关闭 Si 靶挡板和射频电源。打开直流电源和 Al 靶挡板,进行 Al 涂层的溅射。Al 涂层的溅射工艺根据实验需求调节功率和气压,溅射时间为 60 min 即可获得 C‐Si‐Al/CF。

(2)阳极氧化法复合电化学沉积法制备 Al$_2$O$_3$‐nHA 涂层。利用阳极氧化法将 CF 表面的 C‐Si‐Al 涂层氧化成具有良好抗氧化性的 C‐Si‐Al$_2$O$_3$ 涂层。阳极氧化的电解质溶液为磷酸溶液,阳极为具有 C‐Si‐Al 梯度涂层的 CF,阴极为石墨片,在一定的温度下进行 Al 涂层的氧化转化,氧化结束后清洗涂层 CF 试样,然后干燥。氧化过程结束后将纤维样品在真空热处理炉内进行涂层晶型的转变。

采用 ECD 法在 C‐Si‐Al$_2$O$_3$ 涂层表面沉积高结晶度的生物活性 nHA 涂层。其中电沉积的电解液由 NH$_4$H$_2$PO$_4$、Ca(NO$_3$)$_2$ 和 NaNO$_3$ 三种溶液按体积比 1:1:1 的比例配制而成,利用稀 HNO$_3$ 溶液调节电解液的 pH 值。将电解液置于恒温水浴箱中,以阳极氧化后的 CF(C‐Si‐Al$_2$O$_3$‐CF)作为阴极,阳极是石墨片,在恒电流模式下开始沉积,经过三次沉积后取出表面沉积有 nHA 涂层的 C‐Si‐Al$_2$O$_3$‐CF,清洗干燥,获得 C‐Si‐Al$_2$O$_3$‐nHA‐CF。

2. C‐Si‐Al$_2$O$_3$‐nHA 涂层的表征

(1)C‐Si‐Al 涂层的微观形貌及物相组成。图 2‐74 为通过磁控溅射制备的 CF 表面 C 涂层、Si 涂层的表面 SEM 图。从图 2‐74(a)(b)中可以观察到,当沉积时间为 1 h 时,溅射的纳米 C 涂层完整地包覆在 CF 表面,C 涂层连续均匀,厚度在可控范围内。同时还有小部分 C 颗粒残留在 CF 表面,制备的 C 涂层作为最内层能够在后续磁控溅射 Si‐Al 涂层过程中对 CF 起到良好的保护作用。由图 2‐74(b)可看出,制备的中间 Si 涂层均匀致密、厚度约为 0.2 μm。Si 涂层作为中间层能够有效防止 CF 基体与 Al 涂层高温发生化学反应生成 Al$_4$C$_3$ 脆性相,损害 CF 的力学性能以及 CF 与梯度涂层之间的结合界面。同时在后续复合材料高温烧结时 Si 涂层能够和氧气发生化学反应生成二氧化硅玻璃相,具有自愈合作用,进一步能够提高 CF 的高温抗氧化性能[63]。另外采用 EDS 图表征制备 C,Si 涂层后 CF 的元素成分。图 2-74(d)所示的 EDS 图中共有三个明显的特征衍射峰,分别对应于 C,O,Si 三种元素。C 来自于 CF 基体,O 来自于空气,Si 来自于涂层。由衍射强度可以看出,Si 峰强度最高,O 峰强度最低。

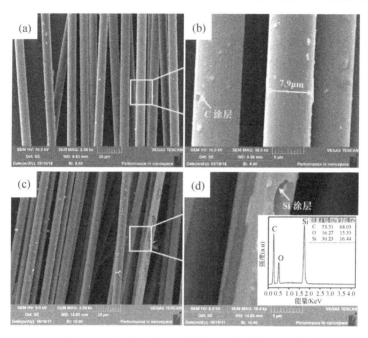

图 2-74 改性处理 CF 表面 C、Si 涂层的 SEM 图
(a)C 涂层　×2 000;(b)C 涂层　×10 000;(c)Si 涂层　×2 000;(d)Si 涂层　×10 000

图 2-75 是不同磁控溅射功率下 CF 表面 Al 涂层的表面 SEM 图。可以看出通过磁控溅射法制备的 Al 涂层厚度均匀、晶粒尺寸均一,Al 涂层与 CF 具有良好的结合性能,不同的溅射功率对 Al 涂层的微观形貌和晶粒结构尺寸具有明显的影响。

当溅射功率为 120 W 时[见图 2-75(a)(b)],沉积的 Al 涂层由尺寸差异较大的晶粒构成,小晶粒尺寸范围大约是 20～180 nm。同时 Al 颗粒之间具有明显的间隙,导致涂层较为疏松。从图 2-75(c)(d)可以看出,溅射功率增加至 150 W 时,Al 涂层变得均匀致密,涂层晶粒尺寸相对均匀,晶粒大小约为 0.5～1 μm,无涂层剥落以及裂纹产生,梯度涂层之间结合良好,Al 涂层的厚度约为 400 nm,C-Si-Al 涂层的厚度约为 800 nm。随着溅射功率的增加,梯度涂层的沉积速率和厚度逐渐增加,晶粒尺寸逐渐增大,出现了明显的裂纹,Al 涂层晶粒以柱状晶方式生长。在涂层的溅射过程中,CF 表面一直受到溅射粒子的轰击,形成了连续、致密的 Al 涂层。同时在溅射过程中,通过设备在 CF 基体上施加了负偏压,可以不断地提高溅射 Al 颗粒的能量,一定程度上会形成化学脱附,形成悬空键,导致 Al 涂层与 C‑Si‑CF 之间形成化学键合,这是涂层连续致密以及结合力高的主要原因。研究表明,磁控溅射法制备的涂层与基体之间的结合强度大约为 $588\sim784\ N/cm^{2[64]}$。通过磁控溅射法在改性 CF 表面构筑的 C‑Si‑Al 梯度复合涂层为氧化转化具有良好抗氧化性能的 Al_2O_3 涂层提供了基础。

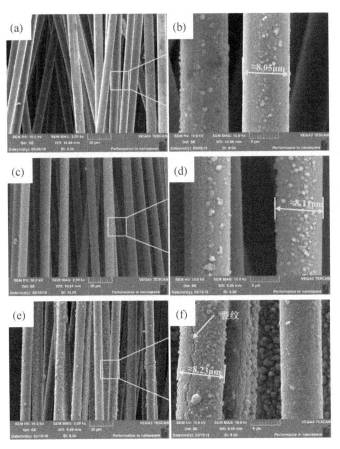

图 2‑75　不同磁控溅射功率下 CF 表面 Al 涂层的 SEM 图

(a)溅射功率 120 W　×2 000;(b)溅射功率 120 W　×10 000;(c)溅射功率 150 W　×2 000;
(d)溅射功率 150 W　×10 000;(e)溅射功率 180 W　×2 000;(f)溅射功率 180 W　×10 000

　　图 2‑76 是在溅射功率为 150 W 时 CF 表面 C‑Si‑Al 涂层的 XRD 图及 EDS 图。从图 2‑76(a)中可以看出,XRD 图中主要存在三种特征衍射峰:C 峰、

Si 峰、Al 峰。C 峰一部分来自于 CF 基体和 C 涂层,Al 峰主要来自于 Al 涂层,Si 峰主要来自于 Si 涂层。在 2θ 为 25.6°处的明显宽特征衍射峰对应于石墨微晶的(002)晶面。在 2θ 为 38.5°,44.8°处出现了较为强烈的衍射峰,经过与标准卡片比对,发现其为 Al 的特征衍射峰。进一步采用 EDS 分析复合涂层的元素成分,如图 2-76(b)所示。EDS 图中 C,O,Al,Si 等 4 种元素的比重分别为 14.49%,3.42%,75.43%,6.66%,C,O,Si 等 3 种元素占的比重之和为 24.57%,Al 元素的比重为 75.43%,这进一步表明利用磁控溅射法在 CF 表面沉积得到了高纯度的 C-Si-Al 前驱梯度涂层。

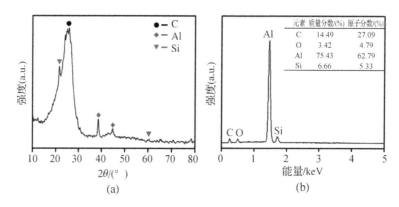

图 2-76 CF 表面 C-Si-Al 涂层的 XRD 和 EDS 图

(a)CF 表面 C-Si-Al 涂层的 XRD 图;(b)CF 表面 C-Si-Al 涂层的 EDS 图

(2)C-Si-Al 涂层的力学性能与断面形貌。图 2-77 所示是 CF 和 C-Si-Al-CF 单丝拉伸强度散点图及分布范围图。由图 2-77(a)(b)可知,单丝 CF,C-Si-Al-CF 拉伸强度的散点值和直线的拟合效果较好,这表明通过磁控溅射法制备 C-Si-Al 涂层后的 CF 拉伸强度离散性比较小,这进一步说明 C-Si-Al-CF 的拉伸性能的均匀性未受到影响。图 2-77(c)(d)表明 CF,C-Si-Al-CF 拉伸强度的分布符合正态分布。CF,C-Si-Al-CF 的单丝拉伸强度值的分布范围主要集中在(2.5~4.0)GPa 之间,C-Si-Al-CF 平均拉伸强度为(3.14±0.31)GPa。磁控溅射法沉积 C-Si-Al 涂层之后,CF 表面的形态结构、比表面积得到改善,进而 CF 的结构缺陷(沟槽、凹坑)及裂纹敏感性降低,因此并未削弱 C-Si-Al-CF 的力学性能。

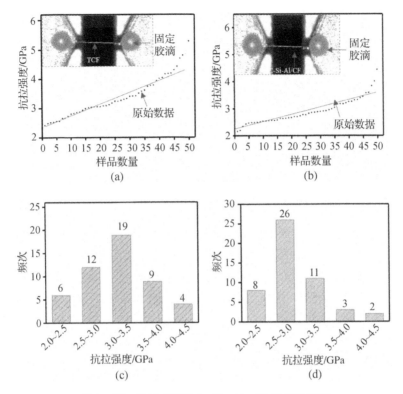

图 2 - 77　改性 CF 和 C - Si - Al - CF 拉伸性能图

(a)改性处理 CF 拉伸强度散点图；(b)C - Si - Al - CF 拉伸强度散点图；

(c)改性处理 CF 拉伸强度分布范围；(d)C - Si - Al - CF 拉伸强度分布范围

　　图 2 - 78 所示为改性处理 CF 和 C - Si - Al - CF 的断面 SEM 图。从图 2 - 78(a)可以观察到改性 CF 的断裂表面比较光滑，没有明显的阶梯状或其他特征断面形状出现，这进一步可以表明改性 CF 在拉伸失效的过程中发生了脆性断裂。而 C - Si - Al - CF 的断裂表面凹凸不平，纤维表面周围存在着完整的梯度涂层。可以明显地观察到表面部分纤维内部晶粒凸起，这属于高应力脆性断口，承载载荷能力并未减弱，这可能由于纤维拉伸断裂过程 C - Si - Al 涂层的存在，致使纤维的断裂平面发生一定程度的偏转，消耗了更多的断裂功，进而 C - Si - Al - CF 的拉伸强度相比于改性 CF 的略有下降[41]。C - Si - Al - CF 优异的力学性能可以综合提高其增强复合材料的力学性能。

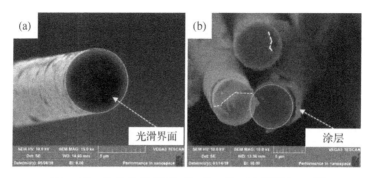

图 2 - 78　改性处理 CF 和 C - Si - Al - CF 断面 SEM 图
(a)改性处理 CF 断面 SEM 图；(b)C - Si - Al - CF 断面 SEM 图

（3）Al_2O_3 涂层的微观形貌及物相组成。采用两步氧化法将 CF 表面厚度均匀的 Al 涂层转化为具有良好抗氧化性的 Al_2O_3 涂层，提高对 CF 的高温烧结保护作用。图 2 - 79 所示为阳极氧化不同电流密度下制备得到的 CF 表面 Al_2O_3 涂层微观形貌图。观察图可知通过阳极氧化法制备得到了表面均匀、致密，形貌可控的 Al_2O_3 涂层。

由图 2 - 79(a)(b)中可以看出，当电流密度为 5 mA/cm^2 时，氧化生成的 Al_2O_3 涂层主要以细小的晶粒存在，晶粒之间有一定的间隙，Al_2O_3 涂层连续包覆在 CF 表面，厚度均匀但涂层相对疏松。随着电流密度增加至 7 mA/cm^2 时〔见图 2 - 79(c)(d)〕，CF 表面的 Al_2O_3 涂层更加连续、致密，表面结构类似多孔蜂窝状，进而涂层 CF 的表面粗糙度提高，为后续电化学沉积纳米羟基磷灰石提供了形核生长位点。另外，涂层的厚度相比较于 5mA/cm^2 的有所降低，约为 300 nm。从图 2 - 79(e)(f)中可以观察到当电流密度为 10 mA/cm^2 时，CF 表面的 Al_2O_3 涂层结构为片层状，由于氧化电流密度过高导致生成的 Al_2O_3 涂层溶解剥落，CF 表面的部分区域几乎没有涂层，未能完全包裹 CF，对 CF 起不到良好的烧结保护作用。综上所述，当电流密度为 7 mA/cm^2 时，氧化获得的 Al_2O_3 涂层连续、致密，形貌结构可控，厚度均匀。在相同的氧化时间内，电流密度的增加，会使 CF 表面的 Al_2O_3 涂层形貌发生显著的变化。

图 2 - 80(a)(b)分别是 C - Si - Al_2O_3 - CF 经过真空热处理后的 XRD 及 EDS 图。由图 2 - 80(a)可知 XRD 图谱出现了 SiO_2，Al_2O_3，C，Si 等 4 种物相的衍射峰，其中 C 的衍射峰主要来源于 CF 与磁控溅射制备的 C 涂层，Al_2O_3 的衍射峰主要来自阳极氧化制备得到的涂层，微量的氧化物 SiO_2 主要是 Si 涂层与少量的氧气高温发生化学反应生成的。同时 XRD 结果也表明真空热处理后由于 C、Si 中间过渡层的存在，CF 和 Al 涂层之间没有发生化学反应生成脆性相

Al_4C_3,因此 CF 固有的优异力学性能并没有降低。由图 2 – 80(b)可知,经过阳极氧化复合真空热处理,EDS 图中出现了 C,Al,Si,O 等 4 种元素,含量分别为 47.09%、16.05%、7.98%、28.87%。由 XRD 和 EDS 结果可以分析得出,经过阳极氧化复合真空热处理,CF 表面连续、致密的 Al 涂层转化形成了具有良好抗氧化性能的 Al_2O_3 涂层。

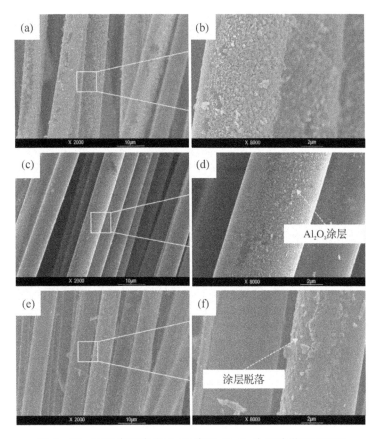

图 2 – 79　不同电流密度下 CF 表面 Al_2O_3 涂层的微观形貌图

(a)5 mA/cm^2、20 min　×2 000;

(b)5 mA/cm^2、20 min　×8 000;

(c)7 mA/cm^2、20 min　×2 000;

(d)7 mA/cm^2、20 min　×8 000;

(e)10 mA/cm^2、20 min　×2 000;

(f)10 mA/cm^2、20 min　×8 000

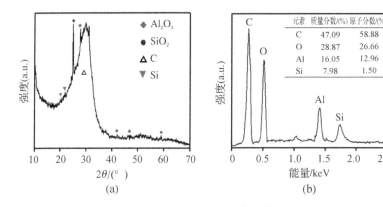

图 2 - 80　CF 表面 C - Si - Al$_2$O$_3$ 涂层的 XRD 和 EDS

(a)C - Si - Al$_2$O$_3$ - CF 的 XRD 图谱；(b)C - Si - Al$_2$O$_3$ - CF 的 EDS 图谱

（4）C - Si - Al$_2$O$_3$ 涂层的抗氧化及抗热震性能。采用等温抗氧化实验将无涂层 CF 和 C - Si - Al$_2$O$_3$ - CF 分别置于 500～800 ℃下 10～60 min 测试其质量损失率，进而评定涂层 CF 的抗氧化性。图 2 - 81(a)(b)分别是无涂层 CF 和 C - Si - Al$_2$O$_3$ - CF 的等温抗氧化曲线。从图中可以看出，两种 CF 在 500～600 ℃下的抗氧化曲线趋向于水平，即使当氧化时间增加至 60 min 时，上升趋势变化不大。具体地，在 500 ℃下无涂层 CF 和 C - Si - Al$_2$O$_3$ - CF 的质量损失率分别小于 5％和 3.5％。而且 C - Si - Al$_2$O$_3$ - CF 的质量损失率小于无涂层 CF 的质量损失率。当温度超过 600 ℃时，两种 CF 的质量损失率都随着氧化时间的增加呈现出线性增加的趋势。从图 2 - 81(a)可以看出，当无涂层 CF 在 800 ℃下氧化 60 min 后质量损失率达到 99％，CF 几乎完全消失。而对于 C - Si - Al$_2$O$_3$ - CF 在相同氧化条件下的质量损失率小于 40％，功能梯度 C - Si - Al$_2$O$_3$ 涂层呈现了对 CF 优异的抗氧化保护作用。另外通过两种 CF 的等温抗氧化结果可以看出，C - Si - Al$_2$O$_3$ - CF 的质量损失率具有一定的阶段性，在氧化时间达到 10 min 后，质量损失率出现了明显的增加，但总体 C - Si - Al$_2$O$_3$ - CF 的等温氧化失重百分比远低于无涂层 CF。这主要是因为高温阶段 Si 涂层氧化生成的 SiO$_2$ 玻璃相具有流动性，可以愈合涂层中的贯穿性微裂纹[63]，同时外层 Al$_2$O$_3$ 涂层具有良好的抗氧化性能，能够阻挡氧气的渗入。因此，通过功能梯度烧结保护 C - Si - Al$_2$O$_3$ 涂层的构筑，特别是在相对高的温度下涂层 CF 的抗氧化性能得到明显提高。

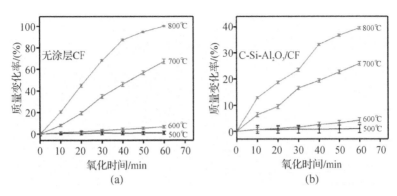

图 2 - 81　CF 和 C - Si - Al₂O₃ - CF 的等温抗氧化曲线

(a)无涂层 CF;(b)C - Si - Al₂O₃ - CF

涂层 CF 在 HA 基复合材料中作为增强体,高温烧结过程中会有急剧的加热和冷却过程,因此烧结过程中要求涂层试样有优异的抗热震性能和结合力。图 2 - 82(a)是 C - Si - Al₂O₃ - CF 在 600 ℃ 至室温环境中氧化处理时的质量损失率与循环次数的关系示意图。从图中可知,C - Si - Al₂O₃ - CF 的质量损失率随着热循环次数的延长而逐渐提高。在热循环氧化过程中,涂层 CF 的质量损失率出现了三个显而易见的阶段性:A 阶段(1~3 次热循环)中 C - Si - Al₂O₃ - CF 的质量损失率小于 1%,而在 B 阶段(4~7 次热循环)和 C 阶段(8~12 次热循环)中,质量损失率都明显提高。尤其值得关注的是,在 600 ℃ 至室温热循环 12 次后,C - Si - Al₂O₃ - CF 的质量损失率小于 5.5%,这进一步表明 C - Si - Al₂O₃ - CF 试样拥有较强的抗热震性能和界面结合强度。图 2 - 82(b)是 12 个热循环之后 C - Si - Al₂O₃ - CF 试样表面的 SEM 图。从图中可以清楚地看出 C - Si - Al₂O₃ 涂层缺陷的存在,这是热震氧化过程中试样氧化失重的主要原因之一,同时没有明显的涂层剥落现象和氧化孔洞在 C - Si - Al₂O₃ 涂层表面产生。具有良好热震性能的 C - Si - Al₂O₃ - CF 可以充分发挥其强韧作用,提高复合材料的强度和韧性。

(5)nHA 涂层微观形貌与生物活性。图 2 - 83 是不同沉积时间下 C - Si - Al₂O₃ - CF 表面 nHA 涂层的微观形貌图,可以看出生物活性 nHA 涂层均匀地沉积于涂层纤维表面,而且随着时间的增加,nHA 晶体的微观结构由纳米针状逐渐形核生长为纳米棒状,与人体骨组织的结构具有高度的相似性。

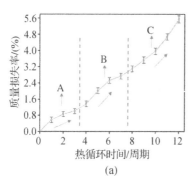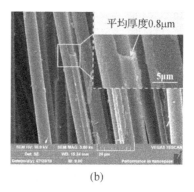

(a)　　　　　　　　　　　　　　(b)

图 2 - 82　C - Si - Al₂O₃ - CF 热循环过程中的质量损失率及其氧化后的表面 SEM 图

(a)热震次数-质量损失率关系；

(b)12 个热循环之后涂层 CF 的 SEM 图

由图 2 - 83(a)可以看出，在沉积 60 min 后，C - Si - Al₂O₃ - CF 表面上仅有少量的晶体形成，未完全包覆 CF，晶体形貌呈现为纳米针状结构且排列无序，涂层较为疏松。当沉积时间为 120 min 时，涂层结构呈现为纳米片状，粗细晶体交错出现，晶体平均直径约为 0.8 μm，同时晶体之间有明显的空隙，导致涂层较为疏松，均匀性较差。随着沉积时间增加至 180 min，大小均匀的纳米六角棒状晶体完全覆盖在 C - Si - Al₂O₃ - CF 表面，晶体平均直径为 200～300 nm，基本沿着一个方向生长，空隙减小，涂层变得均匀致密。可以观察到 HA 涂层构筑过程中，晶体形貌结构的变化单元依次为针状→片状→纳米棒状。随着沉积时间的延长，涂层钙磷摩尔比由 1.53 增加至 1.67，与 HA 理论化学计量比相等。综上所述，通过电沉积在 C - Si - Al₂O₃ - CF 表面成功构筑设计了均匀、致密，厚度为纳米级的生物活性 HA 涂层。

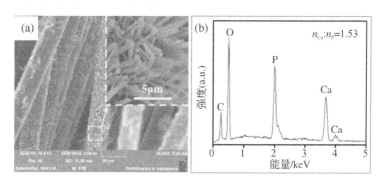

图 2 - 83　不同沉积时间下 C - Si - Al₂O₃ - CF 表面 HA 涂层的 SEM 和 EDS 图

(a)电沉积 1 h SEM 图；(b)电沉积 1 h EDS 图

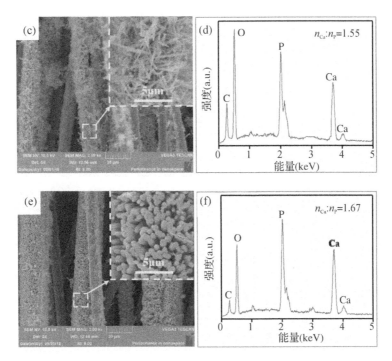

续图 2－83　不同沉积时间下 CF 表面 HA 涂层的 SEM 和 EDS 图

(c)电沉积 2 h SEM 图;(d)电沉积 2 h EDS 图;(e)电沉积 3 h SEM 图;(f)电沉积 3 h EDS 图

　　研究所构筑的梯度复合涂层实现了涂层之间的热膨胀系数逐渐过渡匹配,缓解了涂层在升温及降温过程的开裂以及界面间隙的产生,为了研究涂层 CF 试样的体外生物活性,本研究将 CF、C－Si－Al$_2$O$_3$－CF、C－Si－Al$_2$O$_3$－HA－CF 分别浸泡在 SBF 中 7 天,并观察涂层 CF 表面微观形貌变化。图 2－84 为不同时间浸泡后涂层 CF 的质量变化图及表面 SEM 图。

　　从图 2－84(a)可知,三种 CF 试样在 SBF 溶液中浸泡 7 天后,表面带有生物活性 nHA 涂层的 CF 试样具有最大的质量增重率(8%)。另外从 SEM 图可以看出,CF 及 C－Si－Al$_2$O$_3$－CF 表面仅有少量不规则形状的颗粒附着,未形成连续、致密的结构。相反,C－Si－Al$_2$O$_3$－nHA－CF 表面生成了大量类骨状的Ca－P 颗粒,形成了新的磷灰石涂层。根据 EDS 结果可以看出,新涂层 $n_{Ca}:n_P$为 1.87,进一步说明电化学沉积法所制备的 nHA 涂层能够诱导 Ca－P 晶体在其表面形核生长,且具有良好的生物活性,能够有效改善 CF、涂层、HA 基体三者界面在热膨胀系数和表面化学性质方面的差异,减小多元体系之间的界面间隙,进一步发挥其强韧作用,综合提高 CF 增强 HA 基复合材料的力学及生物学性能[65]。

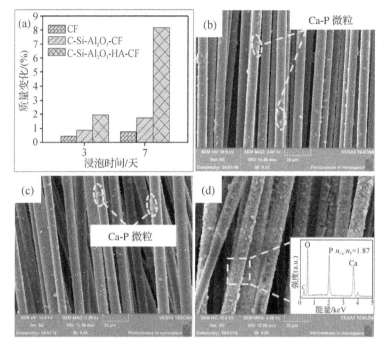

图 2-84 不同时间浸泡后涂层 CF 的质量变化图及表面 SEM 图
(a)不同浸泡时间下 CF 质量的改变;(b)浸泡时间为 7 天后 CF 表面 SEM 图;
(c)浸泡 7 天后 C-Si-Al₂O₃-CF 表面 SEM 图;
(d)浸泡 7 天后 C-Si-Al₂O₃-nHA-CF 表面 SEM 图

2.5.2　CF/C-Si-Al₂O₃-nHA/HA 复合材料的制备与表征

1. CF/C-Si-Al₂O₃-nHA/HA 复合材料的制备

通过常压、热压烧结法制备 CF/C-Si-Al₂O₃-nHA/HA 复合材料,采用 3~5 mm 的短切 C-Si-Al₂O₃-nHA-CF 加入干燥好的 HA 粉体中,利用球磨机混合均匀。

常压烧结:将复合粉体装入成型模具中通过压片机将其压制成型,将获得的坯体在 N₂ 保护的高温管式炉内烧结(烧结温度 1 100 ℃,保温时间 20 min)。

热压烧结:将复合粉体倒入石墨模具中,石墨模具内衬垫有厚度为 1mm 的石墨纸。然后把装有复合粉体的石墨模具在真空热压烧结炉内进行高温烧结(烧结温度为 1 000 ℃、烧结时间为 20 min)。

2. CF/C-Si-Al₂O₃-nHA/HA 复合材料的表征

在不同烧结方式以及烧结工艺条件下,复合材料的相对密度、维氏硬度、脆性指数、强度、韧性等力学性能存在差异。基于常压、热压烧结工艺,表征分析 CF/HA,CF/C - Si - Al₂O₃/HA,CF/C - Si - Al₂O₃ - nHA/HA 复合材料的元素成分、表面 SEM 图以及强度、韧性。最后,结合 CF/C - Si - Al₂O₃ - nHA/HA 的强度韧性指标和断面微观形貌分析,提出了 C - Si - Al₂O₃ - nHA - CF 增强 HA 基复合材料的强韧机理。

(1)微观形貌及物相成分(常压烧结)。图 2 - 85 是 CF/HA,CF/C - Si - Al₂O₃/HA,CF/C - Si - Al₂O₃ - nHA/HA 复合材料常压烧结后的断面微观形貌图。如图 2 - 85(a)(b)所示,CF/HA 中的 CF 与 HA 基体的界面处有非常明显的间隙,这主要是 CF 与 HA 在表面化学性质和热膨胀系数方面具有很大的差异,当 CF/HA 快速升温及降温时形成的。同时可以看出 CF 表面形成了大量的氧化凹坑、界面间隙及氧化凹坑等缺陷将会极大地降低 CF 与 HA 基体的界面结合强度及复合材料的力学性能。但是从图 2 - 85(c)(d)可以观察到 CF 的表面形貌结构依然完整,未产生明显的氧化烧损,同时 C - Si - Al₂O₃ 涂层完好无损地包覆在 CF 表面,这主要是由于 C - Si - Al₂O₃ 涂层在高温烧结时对 CF 发挥了良好的烧结保护作用。从图 2 - 85(e)(f)可以看出 C - Si - Al₂O₃ - nHA - CF 和 HA 基体结合得非常紧密,同时 CF 保持着固有的形貌结构。另外可以观察到 CF 拔出的孔洞以及裂纹偏转的轨迹,纤维拔出后的凹坑表面光滑平整。以上分析表明,CF 表面的 C - Si - Al₂O₃ - nHA 涂层具有良好的烧结保护和生物活性,能够有效防止 CF 的高温氧化烧损以及缓解 CF 与 HA 基体之间的界面间隙[63,66]。另外,复合梯度涂层 CF 具有更高的粗糙度,因此,梯度涂层 CF 强韧 HA 陶瓷时具有更加优异的强度和韧性。

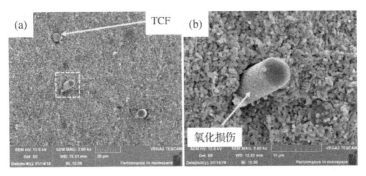

图 2 - 85　1 100 ℃下常压烧结复合材料的断面 SEM 图
(a) CF/HA 复合材料　×2 000;
(b) CF/HA 复合材料　×8 000

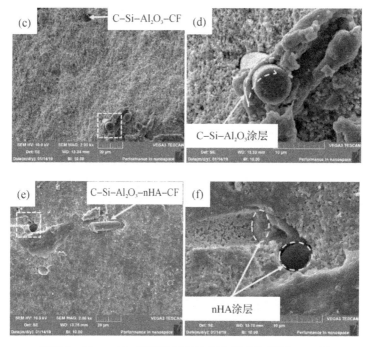

续图 2 - 85 1 100 ℃下常压烧结复合材料的断面 SEM 图

(c) CF/C - Si - Al₂O₃/HA 复合材料 ×2 000；

(d) CF/C - Si - Al₂O₃/HA 复合材料 ×8 000；

(e) CF/C - Si - Al₂O₃ - HA/HA 复合材料 ×2 000；

(f) CF/C - Si - Al₂O₃ - HA/HA 复合材料 ×8 000

图 2 - 86 所示是 CF/C - Si - Al₂O₃ - nHA/HA 的物相成分和元素组成图谱。XRD 结果表明复合材料的物相成分主要为 HA，$Ca_3(PO_4)_2$，SiO_2，Al_2O_3，C，未出现来自其他物质的特征峰。C 的衍射峰主要来源于增强体 CF 及磁控溅射法沉积的 C 涂层，大量的 $Ca_3(PO_4)_2$ 主要是由复合材料高温烧结时 HA 基体脱羟分解生成的，少量的 Al_2O_3 主要来源于阳极氧化复合真空热处理制备的梯度涂层，HA 的衍射峰主要来源于羟基磷灰石基体，微量的 SiO_2 相主要是纤维表面的 Si 涂层与 HA 分解形成的氧气发生化学反应而生成的。最重要的是生成的 SiO_2 拥有优异的抗氧化性，并且在高温环境下具有自愈合功能，可以进一步防止氧气渗入对 CF 造成损伤破坏[67]。元素分析结果[见图 2 - 86(b)]发现 CF/C - Si - Al₂O₃ - nHA/HA 的主要化学元素有 C，O，Al，Ca，P 和 Si。其中 C，O，Ca 和 P 元素质量分数分别为 20.22%，41.61%，17.47% 及 20.70%。

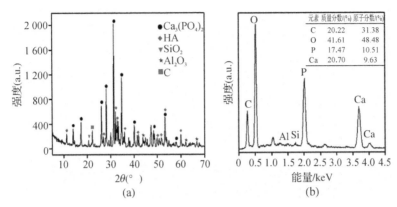

图 2-86　常压烧结 CF/C-Si-Al₂O₃-nHA/HA 成分分析
(a)XRD 图;(b)EDS 图

(2)力学性能(常压烧结)。CF/HA 的密度和硬度是两个至关重要的性能指标,图 2-87 所示是常压烧结法制备的不同复合材料的密度及硬度结果。由图可知 CF/HA、CF/C-Si-Al₂O₃/HA 两种复合材料的密度最低,CF/C-Si-Al₂O₃-nHA/HA 复合材料的密度最高,达到$(1.66\pm0.07)g/cm^3$。三种复合材料的维氏硬度依次增加,其中 CF/HA 复合材料的硬度最小[$(339.24\pm10.36)HV$],CF/C-Si-Al₂O₃-nHA/HA 复合材料的硬度最大[$(379.28\pm5.68)HV$]。这主要是因为 CF、C-Si-Al₂O₃-CF 与 HA 基体的热膨胀系数不匹配,常压高温烧结过程中两者之间产生了较大的界面间隙及界面分离。根据试样的断面 SEM 图也可以看出,这两种复合材料有不同程度的界面分层及鼓泡现象出现,同时 CF/HA 复合材料中 CF 受到严重氧化烧损,其表面产生了大量的氧化凹坑成为脆性相,这也在一定程度上削弱了增强效果,因此以上两方面的缺陷严重降低了 HA 基复合材料的致密度及硬度。相反,根据 CF/C-Si-Al₂O₃-nHA/HA 的断口微观形貌[见图 2-85(e)(f)],由于构筑了梯度烧结保护 C-Si-Al₂O₃ 涂层和生物活性 HA 涂层,CF 的表面结构和力学性能未受到破坏,涂层 CF 增强体与 HA 之间结合更加紧密,使得 CF/C-Si-Al₂O₃-nHA/HA 的物理密度和维氏硬度得到提高。

CF/HA 复合材料作为人体承重骨时,首先其力学性能指标要达到人体骨的指标范围,因此研究复合材料在常压烧结工艺下的力学性能是至关重要的。图 2-88 所示为常压烧结工艺下不同复合材料的弯曲强度和弹性模量结果。由图可知,CF/HA,CF/C-Si-Al₂O₃/HA,CF/C-Si-Al₂O₃-nHA/HA 的弯曲强度和弹性模量数值依次增大。CF/HA 复合材料的强度和模量指标最低,分别为(15.55 ± 0.52)MPa,(4.97 ± 0.43)GPa,CF/C $-$ Si $-$ Al$_2$O$_3$ $-$ nHA/HA 的强度和模量最大值分别为(21.78 ± 0.82)MPa,(5.37 ± 0.32)GPa,相较 CF/HA 复合材料,其分别提高了 20.78%,4.37%。分析原因主要是 CF 表面的生物活性 nHA 涂层极大地改善 CF 与 HA 基体的界面结合力,抑制了两者之间因表面化学性质差异而导致的界面问题,同时梯度 C $-$ Si $-$ Al$_2$O$_3$ 涂层有效阻止了 CF 的高温氧化受损。

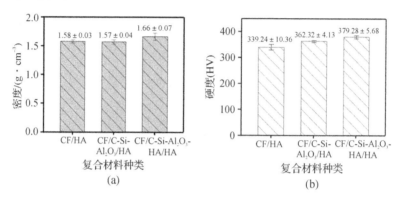

图 2 - 87 常压烧结法制备 HA 基复合材料的密度和硬度
(a)物理密度;(b)维氏硬度

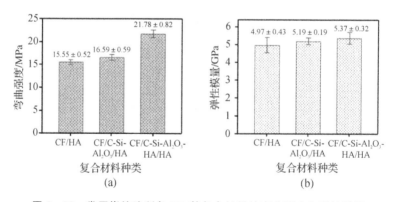

图 2 - 88 常压烧结法制备 HA 基复合材料的弯曲强度和弹性模量
(a)弯曲强度;(b)弹性模量

纯羟基磷灰石的断裂韧性范围是 $0.69\sim1.16$ MPa $\cdot$ m$^{1/2}$,所以需要添加增强体 CF 改善 HA 基复合材料的断裂韧性(K_{IC})。同时脆性指数主要是表征复合材料可加工成型性的一个重要指标,所以研究三种复合材料的断裂韧性和脆性指数是很重要的。常压烧结 CF 增强 HA 基复合材料的断裂韧性和脆性指数如图 2-89 所示。由图 2-89(a)可以看出,CF/C-Si-Al$_2$O$_3$-nHA/HA 复合材料的 K_{IC} 最大,达到(1.56 ± 0.02)MPa·m$^{1/2}$,相比较于纯 HA,CF/HA、CF/C-Si-Al$_2$O$_3$/HA 复合材料的断裂韧性分别提高了 34.48%,24.80%,8.33%。图 2-89(b)可以明显地表明 CF/HA 具有最大的脆性指数,CF/C-Si-Al$_2$O$_3$-nHA/HA 复合材料的脆性指数最低,达到 2.39 ± 0.01。脆性指数越小,复合材料的加工成型性越好,这对于 HA 基复合材料作为骨修复材料是非常有利的,可以实现缺损部位修复材料的精细化加工制造[68]。

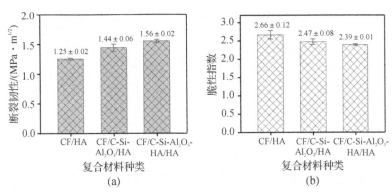

图 2-89　常压烧结法制备 HA 基复合材料的断裂韧性和脆性指数
(a)断裂韧性;(b)脆性指数

(3)微观形貌及物相成分(热压烧结)。根据常压烧结 CF 增强 HA 基体的微观形貌、物相成分以及力学性能的结果,可以得出在烧结工艺一致的情况下,CF/C-Si-Al$_2$O$_3$-nHA/HA 拥有更加优异的烧结性能及强度韧性,但是常压烧结制的复合材料致密度较低,晶粒融合不充分,虽然力学性能有一定的提高,但是还未满足人体骨的力学性能指标,因此研究了热压烧结工艺对复合材料组织结构及强度韧性的影响。图 2-90 所示是热压烧结不同时间下 CF/C-Si-Al$_2$O$_3$-nHA/HA 的断口微观形貌图,由图可观察到纤维在 HA 中的分布均匀,另外当烧结时间不断延时时,基体内部变得更加致密;时间的增加促进晶粒的生长更迅速、晶界移动速率变快,驱动力增加,最终使得 HA 晶粒融合更充分,气孔及孔隙率缩小。同时可以明显地看出,CF 表面的 nHA 涂层仍然连续致密,CF 保持着完整的结构。此外,可以明显看出复合材料断裂时 CF 的拔出孔洞以及残留的 CF,拔出后的凹坑表面更加光滑、平整,还有断裂时由于纤维的存在发生了裂纹偏转。

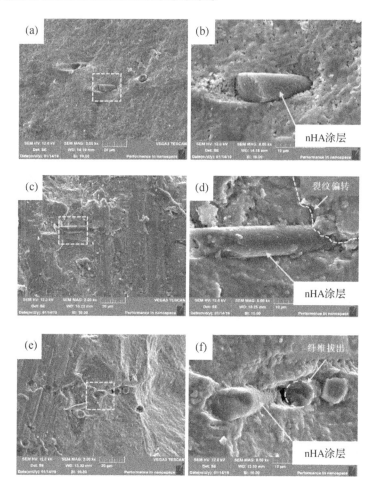

图 2-90　热压烧结不同时间下 CF/C - Si - Al₂O₃ - nHA/HA 复合材料的断面 SEM

(a)热压烧结时间 10 min　×2 000;(b)热压烧结时间 10 min　×8 000;

(c)热压烧结时间 20 min　×2 000;(d)热压烧结时间 20 min　×8 000;

(e)热压烧结时间 30 min　×2 000;(f)热压烧结时间 30 min　×8 000

图 2-91 是热压烧结时间为 20 min 时 CF/C - Si - Al₂O₃ - nHA/HA 复合材料的 XRD 和 EDS 图。由 XRD 结果可见,复合材料的主要物相成分为 HA、$Ca_3(PO_4)_2$、微量的 SiO_2 玻璃相和 Al_2O_3 陶瓷相。特别是,$2\theta = 26.0°$,$31.9°$,$33.1°$,$39.9°$和 $49.6°$的峰值很好地对应于 HA 的(002),(211),(300),(130)和(213)晶面[80]。$Ca_3(PO_4)_2$ 主要是由羟基磷灰石基体高温脱羟分解产生的。EDS 结果[见图 2-91(b)]表明 CF/C - Si - Al₂O₃ - nHA/HA 主要化学元素有 C,O,Al,Ca,P 和 Si。其中 C,O,Ca,P 元素的质量分数分别为 10.17%,

36.22％,36.65％,18.65％。同时对比常压烧结复合材料的 XRD 图(见图 2 - 86),只有微量的 $Ca_3(PO_4)_2$ 生成,进一步说明热压烧结抑制了 HA 的高温脱羟分解,复合材料的主要成分还是 HA。另外可以看出羟基磷灰石的衍射强度显著增加,进一步说明热压烧结制备的 HA 基复合材料结晶性更高,侧面反映出热压制备的 $CF/C - Si - Al_2O_3 - nHA/HA$ 在高温烧结后物相主要是 HA,依然拥有优异的生物活性和骨诱导能力。综合 XRD 和 EDS 的分析结果,热压工艺更加适宜于制备 HA 基生物复合材料。

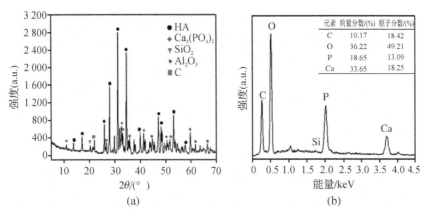

图 2 - 91　热压烧结 $CF/C - Si - Al_2O_3 - nHA/HA$ 的成分分析

(a) XRD 图;(b) EDS 图

(4)力学性能(热压烧结)。图 2 - 92 是热压烧结工艺下制备的 $CF/C - Si - Al_2O_3 - nHA/HA$ 的物理密度及维氏硬度结果。由图 2 - 92(a)可观察出随着烧结时间的延长,$CF/C - Si - Al_2O_3 - nHA/HA$ 的物理密度逐渐增加。烧结 30 min 时密度最高达到 $(2.91\pm0.02)g/cm^3$,相比较于 10 min 时提高了 5.1％,这主要是因为烧结时间的增加,HA 晶粒的高温融合更加完整,进而提高了 $CF/C - Si - Al_2O_3 - nHA/HA$ 的致密度。图 2 - 92(b)显示复合材料的维氏硬度随着时间的增加先上升后下降,烧结 20 min 时的硬度最大达到 (514.93 ± 11.68) HV,比烧结 10 min、30 min 时的复合材料硬度分别提高了 10.53％、11.26％。这主要时由复合材料的致密度不同引起的,硬度和致密度成正比关系,和材料的孔隙率成反比关系[34]。从复合材料的微观形貌(见图 2 - 90)可以看出烧结时间为 10 min 时复合的表面存在大量的空隙,致密度较低,其孔隙率明显大于烧结 20 min 和 30 min 时的复合材料。但是当保温时长为 30 min 时,从 SEM 可以看出,复合材料产生了过烧,晶粒达到熔融状态,从而其复合材料的硬度降低[69]。

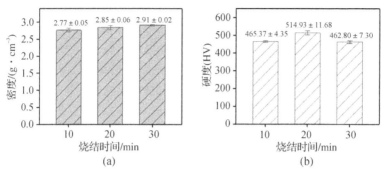

图 2 - 92　热压烧结 CF/C - Si - Al₂O₃ - nHA/HA 的密度和硬度

(a)物理密度；(b)维氏密度

图 2 - 93 所示是热压工艺制备的 CF/C - Si - Al₂O₃ - nHA/HA 复合材料的弯曲强度和弹性模量。从图 2 - 93(a)可以看出，热压烧结制备的复合材料弯曲强度和弹性模量相比常压的有显著的提高。热压烧结时间为 20 min 时的弯曲强度最大，达到(93.16±3.73)MPa，相比烧结时间为 10 min 和 30 min 的复合材料分别提高了 7.3%、39.6%。保温时间为 20 min 时复合材料的物理密度为(2.85±0.06)g/cm³，时间的延长使得复合材料中的气孔不断排除，进而其物理密度和致密度明显提高。同时 HA 基体与涂层 CF 的键合力得到提升，因此改善了复合材料的弯曲强度等指标。保温时间为 30 min 时弯曲强度下降明显，这主要归因于保温时间的延长，CF/C - Si - Al₂O₃ - nHA/HA 复合材料的基体和 CF 之间发生了过烧行为，晶粒在高温时呈现为熔融流动状态，破坏了复合材料固有的晶界，导致 CF/C - Si - Al₂O₃ - nHA/HA 复合材料的致密度减小，从而造成其弯曲强度下降[70]。材料的弹性模量主要是评估其能够抵抗弹性变形大小的性能指标，对应于 CF/C - Si - Al₂O₃ - nHA/HA 复合材料，可以从侧面反映其晶粒融合以及它们之间的结合力。由图 2 - 93(b)可知，随着烧结时间的增加，热压烧结复合材料的弹性模量不断增加。烧结时间为 30 min 时的最大弹性模量为(3.47±0.43)GPa，比烧结 10 min、20 min 时的复合材料分别提高了 39.3%、22.2%。这主要归因于随着烧结时间的不断增加，HA 晶粒能够更加充分活化反应，晶界发生大量迁移以及晶粒迅速长大越紧密，复合材料的致密度越高，材料的体积收缩百分比也增加，载荷的传载能力极大地被改善[71]。本研究通过热压烧结法制备 CF/C - Si - Al₂O₃ - nHA/HA 复合材料的弯曲强度，满足人体密质骨的指标范围 50~150 MPa，弹性模量满足人体松质骨的指标范围 0.05~0.5 GPa[72]。

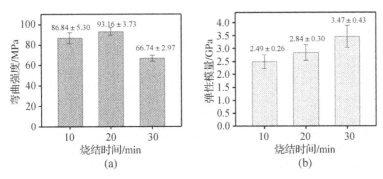

图 2 - 93　热压烧结 CF/C - Si - Al$_2$O$_3$ - nHA/HA 的弯曲强度和弹性模量

(a)弯曲强度;(b)弹性模量

图 2 - 94 为热压烧结制备 CF/C - Si - Al$_2$O$_3$ - nHA/HA 的断裂韧性和脆性指数。由图 2 - 94(a)可知 CF/C - Si - Al$_2$O$_3$ - nHA/HA 的断裂韧性随着保温时间的增加先上升后降低,当烧结时间为 20 min 时,CF/C - Si - Al$_2$O$_3$ - nHA/HA 复合材料的断裂韧性达到(2.11±0.07)MPa · m$^{1/2}$,与纯 HA、CF/HA 相比分别提高了 210%,46.5%,与烧结时间为 10 min、30 min 的 CF/C - Si - Al$_2$O$_3$ - nHA/HA 复合材料相比分别提高了 44.5%,25.6%。这主要是 CF 在复合材料断裂过程中起到了显著的增强增韧作用,同时构筑的多功能梯度 C - Si - Al$_2$O$_3$ - nHA 涂层能够有效地保护 CF 发挥固有的优异性能,缓解 CF、多功能涂层、HA 基体等多元体系的表面化学性质差异,极大地改善多元体系之间的界面问题。另外烧结时间的增加提高了复合材料结构的致密化以及载荷的传递能力,HA 基体通过多种形式将烧结过程需要的物质传递到气孔,使得复合材料内部的气孔被有效排除,极大地提高了其致密化的程度。

从图 2 - 94(b)明显地观察到脆性指数随着烧结时间的延长先降低后升高,烧结时间为 20 min 时,CF/C - Si - Al$_2$O$_3$ - nHA/HA 复合材料的脆性指数最低,达到 2.40±0.07。这主要是烧结时间较短时,复合材料内部的晶粒未发生充分的融合,处于游离松散状态,其容易发生脆性断裂,因而脆性指数较高。烧结 30 min 时,上文已经提到烧结过长时间或者过高温度会导致产生过烧,因为晶界的移动速率和驱动力不断增大,直接导致气孔的迁移速度低于晶界的,进而在晶粒内部容易发生生成的气孔缠绕,换句话说就是随着孔隙率的提高,材料的体积收缩率减小,但脆性指数增加[73]。脆性指数越小,CF/C - Si - Al$_2$O$_3$ - nHA/HA 复合材料的可加工成型性越高,这对于骨修复材料是非常重要且必要的,这样可以实现骨修复材料的个性化定制以及精细化生产加工。通过热压烧结法制备 CF/C - Si - Al$_2$O$_3$ - nHA/HA 复合材料的断裂韧性,满足人体密质骨的指标范围 2～12 MPa·m$^{1/2}$,同时脆性指数适宜,能够满足最大化人体骨修复材料的设计及加工[72]。

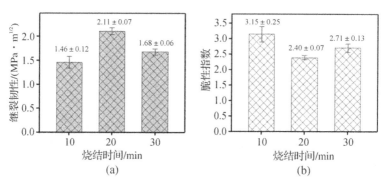

图 2-94　热压烧结 CF/C-Si-Al$_2$O$_3$-nHA/HA 的断裂韧性和脆性指数

(a)断裂韧性;(b)脆性指数

(5)常压、热压烧结对比。利用常压和热压法构筑的 HA 基复合材料在成分组成、形貌结构、力学性能等方面具有显著的差异。表 2-2 给出了两种烧结方式下复合材料力学性能数据及与纯 HA、人体密质骨的对比分析。由表 2-2 可以明显看出,热压法制备的复合材料力学性能明显高于常压烧结工艺。热压复合材料的弯曲强度、弹性模量、断裂韧性及脆性指数分别为(93.16±3.73) MPa、(2.84±0.30)GPa、(2.11±0.07)MPa·m$^{1/2}$、2.40±0.07。与常压相比其弯曲强度和断裂韧性指标分别提高了 3.27 倍、35.26%,相比纯 HA 其力学性能也更加优异,最重要的是力学性能指标能够匹配人体密质骨的范围 50～150 MPa、2～12 MPa·m$^{1/2}$[72]。同时脆性指数适宜,能够满足人体骨修复材料的设计制造。因此,综合分析可知,通过热压法可制备得到了致密度、综合力学性能都更加优异的 HA 基复合材料。

表 2-2　两种烧结方式下复合材料的力学性能数据

烧结方式	复合材料名称	硬度 (HV)	弯曲强度 MPa	断裂韧性 MPa·m$^{1/2}$	弹性模量 GPa	脆性 指数
常压烧结	CF/HA	339.24	15.55	1.25	4.97	2.66
常压烧结	CF/C-Si-Al$_2$O$_3$/HA	362.32	16.59	1.44	5.19	2.47
常压烧结	CF/C-Si-Al$_2$O$_3$- nHA/HA	379.28	21.78	1.56	5.37	2.39

续 表

烧结方式	复合材料名称	硬度 （HV）	弯曲强度 MPa	断裂韧性 MPa·m$^{1/2}$	弹性模量 GPa	脆性 指数
热压烧结	$CF/C - Si - Al_2O_3 -$ nHA/HA	514.93	93.16	2.11	3.47	2.40
—	纯 HA	—	80~195	0.7~1.3	75~117	—
—	人体松质骨		10~20	1.0~1.6	0.05~0.5	—
—	人体密质骨		70~130	2~12	3.9~11.7	—

综合分析两种烧结工艺：常压工艺主要使材料在正常大气压力环境下高温烧结但不施加压力，烧结过程中对材料致密化的方法只有调控烧结温度、升温速度以及降温速度这三种，即主要通过扩散传质达到材料致密化。这些方法虽然可以实现 HA 基陶瓷的烧结，但是烧结过程没有轴向压力的存在，HA 晶粒的生长不受控制，导致晶粒发育欠佳，不能完全实现晶粒融合，进而使得烧结制备的复合材料中总是存在一定的孔隙率，力学性能较差[66]。热压法在高温烧结的同时对材料施加了一定的轴向压力，轴向压力的存在使原子的移动速率增加，实现材料颗粒的相互键合，通过物质在热压体系中高温传输，使体积收缩率及物理密度提高。同时，烧结的驱动力加强，晶粒将会垂直于轴向压力方向沿一定的方向形核生长。表现为各向异性生长，从而加快了复合材料的烧结过程，其主要的气孔和活化晶界缓慢降低，致密化程度提高，复合材料的强度韧性等指标提升[67,69,73]。

（6）强韧机理。对于涂层 CF 增强增韧 HA 陶瓷基复合材料而言，虽然 CF 也会发生一定量的应变，但断裂首先产生于 HA 基体中，所以 CF 主要起到增韧作用，进而有效降低 HA 陶瓷的脆性。如图 2 - 95 所示为 CF 增强增韧 HA 陶瓷基复合材料的断口微观形貌图。从图中可明显地观察到复合材料断裂时的纤维拔出孔及残留在基体中的 CF。另外从 SEM 图中可以明显地看出复合材料断裂时产生的裂纹偏转以及延伸扩展痕迹。裂纹偏转主要是指裂纹在复合材料中延伸时，会在其前端碰到涂层 CF，同时裂纹到达 CF - HA 复合界面时，裂纹扩展的方向与 CF 的排布方向不一致，而是产生倾斜和扭转并沿 CF 和 HA 结合面扩展，在此情况下可以变换并增加其延伸的途径，进而需要消耗大量的能量[42,74]。而裂纹桥联主要是指当裂纹未绕过而是围绕 CF 时，裂纹后方的 CF（也称桥联体）对连接裂纹的两个表面给予了使这两个表面互相靠近的外力，从而发挥 CF 的补强增韧作用[42,67,75]。通过以上的分析，可以看出拔出效应、裂纹偏转以及桥联这三种增强方式都需要消耗大量的能量。

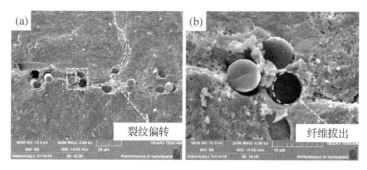

图 2-95　CF 增强 HA 基复合材料特征断面图

　　对 CF 表面改性处理可以改善其表面化学状态并通过磁控溅射法、复合阳极氧化法制备梯度烧结保护 $C-Si-Al_2O_3$ 涂层以提高 CF 的抗氧化性能，然后利用 ECD 法在其表面涂覆 nHA 涂层，能够有效缓解 CF、梯度复合涂层、HA 基体等多元体系之间的表面化学性质差异，提高 CF、涂层及 HA 三者的结合力[76]。涂层的构筑从根本上保证了 CF 能够发挥其优异的性能，对 HA 陶瓷材料起到强韧作用。同时 CF 在 HA 基体中均匀分布，采用热压烧结工艺可以实现基体晶粒的充分融合，加速复合材料的烧结过程，进而减少空隙（气孔）和晶界，提高复合材料的致密化程度。当复合材料断裂产生裂纹时，$C-Si-Al_2O_3-nHA-CF$ 可以消除应力集中，裂纹扩展首先需要克服复合材料形成的强大阻力，另外要克服 CF 的拔出功及脱黏功，$CF/C-Si-Al_2O_3-nHA/HA$ 复合材料断裂变得更加困难，从而实现 $C-Si-Al_2O_3-nHA-CF$ 对 HA 基复合材料的增韧作用[42,73]。同时复合材料断裂时，裂纹扩展会随着 CF 不同的断裂区域而产生倾斜和扭转，这进一步增加了裂纹的扩展阻力，从而提升了 HA 基复合材料的综合力学性能。

2.6　TiAl/nHA-CF 增强 HA 人工骨

　　本节通过 NHSH 氧化溶液对碳纤维进行改性处理，为保护碳纤维在烧结过程中不受氧化损伤，改善碳纤维与羟基磷灰石的界面，采用多弧离子镀（MAIP）和电化学沉积（ECD）相结合的方法在碳纤维表面制备兼具抗氧化性能及与 HA 基体热膨胀差异匹配的 TiAl/nHA 复合涂层。通过在 1 100℃下对复合材料进行无压烧结制备，对 $CF/TiAl-nHA/HA$ 复合材料的组织结构、物相成分及断面形貌进行表征与分析，进而研究 TiAl/nHA 包覆 CF 对 HA 的增强机理。

2.6.1　CF 表面 TiAl/nHA 复合涂层的制备及表征

1. 多弧离子镀结合 ECD 制备 TiAl/nHA 复合涂层

用 MAIP 在 CFs 表面制备了具有良好抗氧化性能的涂层,首先清理真空镀膜室内壁,防止室内杂质对碳纤维产生污染,然后,用砂纸打磨试样夹具去除其表面氧化层后用无水乙醇擦拭干净,把 NHSH - CF 固定于转架上作为 TiAl 涂层的沉积基体,用 Ti50Al50 合金作为靶材在预清洗的 CF 上沉积 TiAl 涂层,在基体上施加较高的负偏压,通过高能粒子轰击基体表面及真空室内壁,对基体表面及真空室内壁进行清洗,去除基体表面难以彻底消除的残留物及吸附物。当真空镀膜室内的真空度和温度达到要求时,开启 TiAl 靶,在基体上沉积 TiAl 涂层。沉积结束后,通入空气,恢复炉内气压至常压后取出试样,将制备获得的 TiAl - CF 作为沉积基体,参考 2.1.2 节中碳纤维表面 nHA 涂层的电化学沉积过程,在 TiAl - CF 表面继续制备一定形貌、厚度及性能的 nHA 涂层。

2. TiAl/nHA 复合涂层的表征

(1) TiAl/nHA 复合涂层的表面形貌。图 2 - 96 是碳纤维表面 TiAl 涂层的 SEM 图和 EDS 图。从图 2 - 96(a)(b) 中可以看出,未处理碳纤维表面的 TiAl 涂层以颗粒结构为主,涂层尺寸差异较大,最大颗粒尺寸长度方向达到 3.6～4.2 μm,并未形成连续结构完全包覆于碳纤维基体,难以有效实现对基体良好的烧结保护。图 2 - 96(c)(d) 表明,在 NHSH - CF 表面的 TiAl 涂层均匀、致密且连续地包覆在碳纤维表面,颗粒尺寸均匀,涂层厚度达到 0.2 μm。同时,涂层相对光滑完整。NHSH - CF 表面如此连续、致密的 TiAl 涂层能够在后期的使用过程中对碳纤维提供良好的烧结保护作用。在图 2 - 96(e)(f)EDS 光谱图中存在 C、Ti 和 Al 三种元素,C 元素来自于 CF 基体,Ti 和 Al 元素来自于 TiAl 涂层。未改性 CF 表面的涂层 Ti、Al 含量比接近 1:2,NHSH - CF 表面 Ti、Al 含量比接近 1/1,这更接近 TiAl 靶材(99.99%;Ti:50% Al:50%)。这可能是因为铝元素更为活跃,并且易于在未改性的 CF 上形成 Al 液滴颗粒,从而导致 Al 元素含量的增加。这样的结果也可以通过图 2 - 96(a)(b) 进行验证。

同时,改性处理前、后碳纤维表面 TiAl 涂层形貌出现如此大的差异主要是由于在多弧离子镀制备涂层的过程中,涂层的生长方式主要分为层状生长、岛状生长和层状-岛状生长三种模式[77]。而当靶材成分与基体之间的浸润性较差时,涂层以岛状生长模式为主,即新生成的涂层更加倾向于自身相互键合形成三维的岛状结构,而极大地减少了与基体发生键合的机会[78]。碳纤维具有碳质材料的惰性,与金属之间的润湿性较差,而未改性处理的碳纤维表面性质差异更大,易沉积涂层的区域 TiAl 颗粒依靠自身键合作用急剧生长,而即使延长沉积时间润湿性较差的区域也难以形成 TiAl 涂层,导致未改性处理碳纤维表面沉积的 TiAl 涂层形貌、尺寸、分散程度等存在较大差异。经过 NHSH 改性处理的碳纤维表面润湿性得到有效的改善,表面性质趋于一致。因此 TiAl 涂层的沉积更加均匀,获得的涂层更加致密、连续。另外,图 2 - 96(a)(b)中存在较大的金属或合金液滴颗粒。而金属液滴颗粒是多弧离子镀涂层最主要的缺陷之一,在外载荷作用下涂层成分不均匀的金属液滴颗粒边缘极易产生微裂纹,促使涂层局部裂纹的扩展甚至破裂,最终导致整体涂层失效[78-79]。而 NHSH - CF 表面几乎不存在大颗粒的金属或合金液滴。

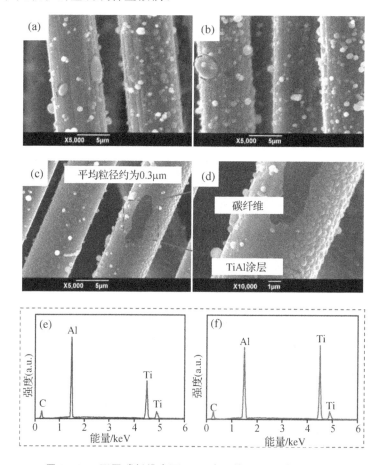

图 2 - 96 不同碳纤维表面 TiAl 涂层的 SEM 图与 EDS 图
(a)未改性处理碳纤维 ×5 000;(b)未改性处理碳纤维 ×5 000;
(c)NHSH - CF ×5 000;(d)NHSH - CF ×5 000;
(e)TiAl 涂层-未改性处理碳纤维 EDS 图;(f)TiAl 涂层- NHSH - CF 的 EDS 图

　　为了有效改善 TiAl‑CF 与 HA 基体的结合性能,缓解增强材料与基体的热膨胀系数差异,利用电化学沉积法在 TiAl 涂层表面继续构筑了 nHA 涂层。图 2‑97 所示是不同沉积时间下碳纤维表面 TiAl/nHA 复合涂层的 SEM 图。从图 2‑97(a)(b)中可以看出,当沉积时间为 60 min 时,TiAl‑CF 表面的 nHA 涂层较薄,以细小的短棒状颗粒存在(平均长度约为 0.5 μm),分散均匀,但未完全包覆 TiAl‑CF 基体。图 2‑97(c)(d)表明当电化学沉积时间延长至 180 min 时,TiAl‑CF 表面的 nHA 涂层变得更加致密、均匀,涂层厚度变厚且晶粒尺寸在宽度方向上变大。特别地,从图 2‑97(d)中可以明显地看到碳纤维表面 TiAl/nHA 复合涂层,两个涂层之间没有明显的界面间隙存在,这表明 TiAl 涂层与 nHA 涂层之间具有良好的结合强度,对后期 TiAl/nHA‑CF 增强 HA 基体具有积极作用,即不仅能有效保护碳纤维基体免受氧化损坏,还能实现碳纤维与 HA 基体之间热膨胀系数的匹配,充分发挥 TiAl/nHA‑CF 对 HA 基体的增强增韧作用。

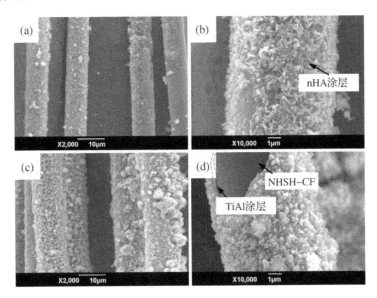

图 2‑97　不同沉积时间下碳纤维表面 TiAl/nHA 复合涂层的 SEM 图

(a) 沉积 60 min　×2 000;(b) 沉积 60 min　×10 000;

(c) 沉积 180 min　×2 000;(d) 沉积 180 min　×10 000

　　(2)TiAl/nHA 复合涂层的物相组成。图 2‑98(a)(b)分别是 TiAl‑CF 和 TiAl/nHA‑CF 的 XRD 图。从图 2‑98(a)可以看出,峰值位于大约 $2\theta =$ 21.4°,38.7°,44.6°,65.6°,对应于 γ(TiAl)的晶面,图谱中出现了明显的 TiAl

衍射峰以及来自碳纤维基体的 C 衍射峰。该结果表明,TiAl 金属间化合物涂层的存在形式主要包括 $TiAl_3$ 和 $TiAl_2$ 两种。另外,在 2θ 约为 26.7°处出现了明显的 $TiAl_3C$ 的特征峰,而该峰的出现表明多弧离子镀制备 TiAl 涂层的过程中涂层与碳纤维基体可能发生了一定的界面反应,而该界面反应的存在能够进一步实现 TiAl 涂层与碳纤维基体之间的界面润湿,增强涂层与基体的结合强度[80-81]。图 2-98(b)是 TiAl/nHA-CF 的 XRD 图谱。图谱中出现了明显的 HA 的特征峰,这样的结果进一步证明了 TiAl-nHA 复合涂层的形成,而且 HA 主要的特征峰(002 晶面、210 晶面、211 晶面和 300 晶面等)都与标准的 PDF 卡片(JCPDS,No.009-0432)相一致,这表明在 TiAl-CF 表面采用电化学沉积法制备的 nHA 涂层具有较高的纯度,与图 2-97 从形貌推测为 nHA 涂层的结果一致。

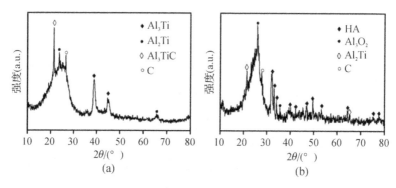

图 2-98 碳纤维表面涂层的 XRD 图
(a) TiAl-CF;(b) TiAl/nHA-CF

(3)SiC 涂层的抗氧化性能。图 2-99 所示为无涂层 CF 和 TiAl-CF 在不同温度下的等温氧化曲线。纤维的质量损失率随氧化温度和氧化时间的增加而增加。对于无涂层的 CF,在 500 ℃下氧化 1 h 的质量损失率小于 1.0%,但在 700 ℃氧化 1 h 的质量损失率约为 70%。对于 TiAl-CF,在 700 ℃的质量损失率约为 23%。TiAl-CF 的质量损失速率可以从曲线斜率确定,该速率低于相同温度下未涂覆的 CF 的质量损失速率。TiAl-CF 的质量损失速率在 700 ℃下氧化 60 min 时约为 6.3 g/min^{-1}。由于在高温阶段 TiAl 涂层氧化形成的 TiO_2 和 Al_2O_3 具有流动性,并且可以治愈涂层中的微裂纹,Al_2O_3 涂层的外层也可以阻碍氧气的渗透并具有良好的抗氧化性,因此,使用 TiAl 涂层可显著提高 CF 的抗氧化性。

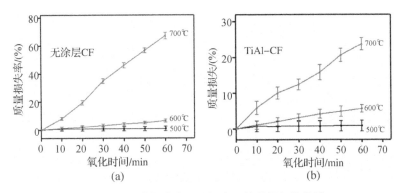

图 2 - 99　碳纤维在不同温度下的等温氧化曲线

（a）无涂层碳纤维；（b）TiAl - CF

图 2 - 100 显示了在 700℃下氧化 60 min 的样品的 SEM 图,对于 CF,其表面有许多氧化坑,其直径(约 3.4 μm)与有涂层的 CF 相比尺寸大幅度降低。带有 TiAl 涂层的 CF 的表面和直径变化不大。涂层中无裂纹或剥离。该结果表明,TiAl 涂层能有效地防止 CF 氧化。

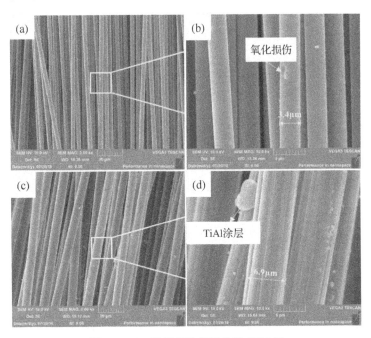

图 2 - 100　等温氧化后纤维的 SEM 图

（a）无涂层碳纤维　×2 000;（b）无涂层碳纤维　×10 000;

（c）TiAl - CF　×2 000 ;（d）TiAl - CF　×10 000

2.6.2 CF/TiAl-nHA/HA 复合材料的制备与研究

1. CF/TiAl-nHA/HA 复合材料的制备

TiAl/HA-CF 作为增强材料,采用常压烧结工艺制备 CF/TiAl-nHA/HA 人工骨复合材料。具体制备过程参考 2.2.2 节 CF/SiC/HA 复合材料制备过程,仅将其增强材料 SiC-CF 替换为本实验所需的 TiAl/nHA-CF。

2. CF/TiAl-nHA/HA 复合材料的表征

(1)断面形貌。图 2-101 所示是 1 100 ℃烧结温度下 CF/TiAl/HA 和 CF/TiAl-nHA/HA 复合材料的断面 SEM 图。从图 2-101(a)(b)可以看出,与 1 100 ℃下 CF/HA 复合材料的断面(见图 2-26)相比,由于碳纤维表面 TiAl 涂层的存在,CF/TiAl/HA 复合材料中的碳纤维得到了较好的保护。但是,部分碳纤维表面也存在少量的氧化损坏,而且由于 TiAl 与 HA 之间热膨胀系数存在差异,TiAl-CF 涂层与 HA 基体的界面处存在较大的界面间隙,这类间隙将成为复合材料受载过程中的微裂纹源头,引起复合材料的断裂和破碎。图 2-101(c)(d)是 CF/TiAl-nHA/HA 复合材料的断面 SEM 图。明显可以看到由于 TiAl-CF 表面 nHA 涂层的存在,TiAl/nHA-CF 与 HA 基体的结合强度大大提高,几乎不存在任何界面间隙。这主要是由于 nHA 涂层的性能与 HA 基体一致,能够很好地实现与 HA 基体之间热膨胀系数的匹配,改善界面性质。

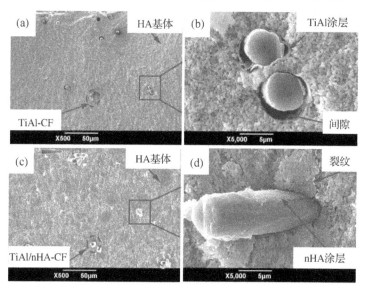

图 2-101　不同烧结温度下 CF/TiAl-nHA/HA 复合材料的 SEM 图
(a) CF/TiAl/HA　×500;(b) CF/TiAl/HA　×5 000;
(c) CF/TiAl-nHA/HA　×500;(d) CF/TiAl-nHA/HA　×5 000

(2)力学性能。图 2-102 显示了 CF/HA,CF/TiAl/HA,CF/TiAl-nHA/HA 复合材料的力学性能,在这些试样中,CF/TiAl-nHA/HA 复合材料表现出较高的硬度[(461.70±16.61)MPa]、压缩强度[(191.90±6.46)MPa]和断裂韧性[(2.15±0.18)MPa·$m^{1/2}$]。相反,CF/HA 复合材料表现出较低的硬度和断裂韧性。CF/TiAl-nHA/HA 复合材料的断裂韧性分别比 CF/HA 和 CF/TiAl/HA 复合材料的断裂韧性高 72.0% 和 24.3%。此外,CF/TiAl-nHA/HA 复合材料的脆性指数(2.12±0.25)最低,可以满足设计和加工人体骨修复材料的要求。在本小节中制备的 CF/TiAl-nHA/HA 复合材料的断裂韧性指数也可以满足人体骨质要求(2~12 MPa·$m^{1/2}$)。CF/TiAl-nHA/HA 复合材料力学性能得到改善的原因如图 2-78 所示。

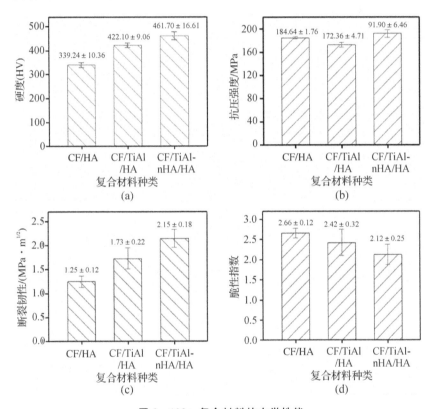

图 2-102　复合材料的力学性能

(a) 硬度;(b) 抗压强度;(c) 断裂韧性;(d) 脆性指数

(3)强韧机理。图 2-103 所示是 CF/TiAl-nHA/HA 复合材料的强韧机理。碳纤维表面沉积有 TiAl 涂层之后,在高温烧结制备 CF/TiAl-nHA/

HA 复合材料过程中能够对碳纤维起到很好的烧结保护作用,而 TiAl 涂层表面 nHA 涂层的存在能够缓解 TiAl－CF 与 HA 基体之间的热膨胀差异,真正实现基体与增强材料的紧密结合,充分发挥 TiAl/nHA－CF 对 HA 基体的增强增韧作用。其可能的强韧机理与 CF/SiC/HA 复合材料的强韧机理类似,即当 CF/TiAl－nHA/HA 复合材料受到外载荷冲击时,TiAl/nHA－CF 在 HA 基体中将作为承受载荷传导的主体,吸收裂纹扩展的能量,增加复合材料断裂时所需要的功,阻止 HA 基体的开裂或破碎,进而起到对基体的强韧作用。

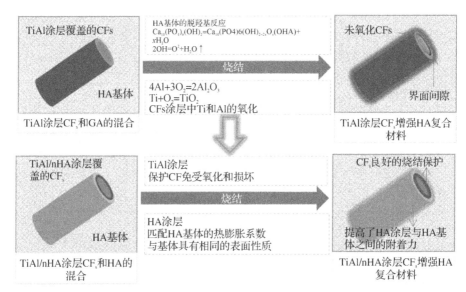

图 2－103 CF／TiAl－nHA／HA 复合材料的强韧机理

2.7 MF 增强 HA 人工骨

本节首先通过水热合成法获得 MF－HA 复合粉体,研究水热粉体的成分组成、水热前后纤维形貌的变化。其次发挥不同烧结方式的制备优势获得 MF/HA 复合材料,并通过一系列测试对复合材料进行表征分析。通过 SEM 研究基体种类、纤维含量、烧结工艺对复合材料微观结构的影响规律,采用 XRD,FTIR 和 TG－DSC 等测试手段对 MF/HA 复合材料的物相组成、烧结过程中的化学反应进行详尽的分析。通过宏观的力学性能测试探究纤维含量及烧结工艺对 MF/HA 复合材料机械性能的影响规律。基于 MF/HA 烧结过程中的微观结构、物相变化及力学性能的分析,定性分析 MF/HA 复合材料在高温下的烧结行为、致密化机理及发生破坏时的断裂行为。

2.7.1 MF-HA 复合粉体的制备及分析

通过水热合成方法来制备 MF 和 HA 复合粉体(MF-HA),流程如图 2-104 所示。首先,将 $Ca(NO_3)_2 \cdot 4H_2O$ 和 $(NH_4)_2HPO_4$ 分别溶解于去离子水中,获得浓度分别为 0.167 mol/L 和 0.100 mol/L 的 $Ca(NO_3)_2$ 和 $(NH_4)_2HPO_4$ 溶液。之后把 MF 浸入 $(NH_4)_2HPO_4$ 溶液中并超声振动 10 min,纤维的质量分数设定为 5%,10%,15% 和 50%。其次,把 $Ca(NO_3)_2$ 溶液放在磁力搅拌机上,将带纤维的 $(NH_4)_2HPO_4$ 溶液逐滴加入 $Ca(NO_3)_2$ 溶液中并连续搅拌 10 min,然后向混合溶液中加氨水,调节溶液的 pH 值为 10.0 ± 0.02,并连续搅拌 15 min。随后,将混合溶液倒入反应釜中(聚四氟乙烯为内衬,容量:300 mL),将反应釜置于温度为 170 ℃ 的真空干燥箱中 24 h。最后,在反应釜自然冷却后,将反应完成的溶液倒出,所获沉淀物用去离子水与无水乙醇清洗三次。静置后移除上清液,将剩余悬浊液在 80 ℃ 下干燥 3 h,然后研磨成粉末即获得 MF-HA 复合粉体。

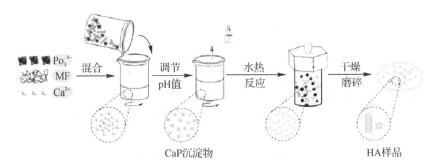

图 2-104 MF-HA 复合粉体制备的工艺流程图

MF 属于微米尺度纤维材料,在基体中由于纤维的长径比过大而相互缠绕,极易产生团聚现象。对于以纤维为增强体来提高陶瓷基复合材料性能而言,纤维在基体中均匀的分散是复合材料制备工艺中亟待解决的关键问题之一。如果在基体中纤维分散地不够均匀,则在贫纤维区域,基体容易在低应力下就产生裂纹,当外力进一步施加时,裂纹不断扩展,最终导致材料在低应力下发生破坏直至失效;反之,在富纤维区域会产生纤维团聚现象,团聚的纤维使得复合材料组织均匀性下降,甚至出现分层现象,并在受到外力作用时复合材料组织表现为较弱的部分,从而导致材料的力学性能没有被明显改善。此外,纤维的表面状态对于 HA 基复合材料的增强具有重要影响,它决定了纤维与基体之间在高温烧结过程中的界面结合状态。因此,本实验采用水热合成法制备晶体结构完整、纯度较高的 HA 粉体,并通过在水热合成过程中引入 MF 来改善纤维的表面状态及

其在基体中的分散状态。同时,以机械混合法获得 MF 和商用 HA 的(MF -
HAc)混合粉末作为对比实验,借此来说明机械混合法和水热合成法制备的
MF - HA 复合粉体中纤维界面状态和分散状态的差异性。

图 2 - 105 所示为水热处理前、后 MF 的 SEM 图。如图 2 - 105(a)所示,水
热处理前 MF 表面是光滑的。然而,在水热处理之后,纤维表面几乎完全被均
匀、致密的米粒状 HA 晶粒包覆,这将有利于提供良好的界面相容性。因为水
热过程中沉积在纤维表面的 HA 晶粒与基体的材料相一致,HA 晶粒可以将纤
维与基体之间的空隙填充,为后续试样烧结过程中纤维与基体之间的连接提供
良好的界面。同时,由于 HA 晶粒的存在避免了相邻纤维之间的直接接触,从
而缓解了纤维的部分团聚。因此,在纤维表面和间隙中,HA 晶粒的形核和生长
将改善 MF 在基体中的分散性。图 2 - 106 所示为水热合成法制备的 MF - HA
复合粉体 XRD 图。可以看出,MF - HA 复合粉体中 HA 的纯度较高,其特征
衍射峰峰位与 HA 标准卡片(PDF♯09 - 0432)基本一致。当 2θ 分别为 26.10°,
31.98°,32.18°,33.08° 及 49.70°时,依次对应于 HA 的(002),(211),(112),
(300)和(213)晶面[82],并无其他杂相出现。但在图中没有出现 MF 衍射峰,这
是由于在水热合成过程中 MF 添加量较低,并且从 SEM 结果看出纤维在复合
粉体中被 HA 晶粒完全包裹,因此未被检测到。

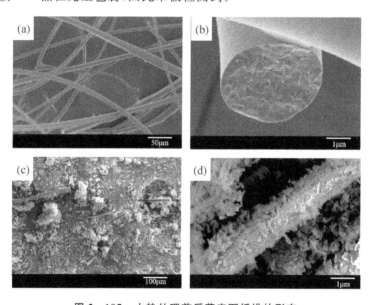

图 2 - 105　水热处理前后莫来石纤维的形态
(a)水热前莫来石纤维;(b)水热前莫来石纤维(局部放大图);
(c)水热后莫来石纤维;(d)水热后莫来石纤维(局部放大图)

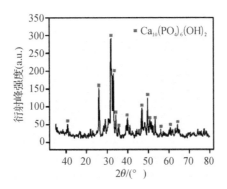

图 2 - 106　MF - HA 复合粉体的 XRD 图谱

2.7.2　常压烧结 MF/HA$_p$ 复合材料的制备与研究

1. 常压烧结 MF/HA$_p$ 复合材料的成分与形貌表征

为了进一步验证水热合成法和常压烧结工艺制备 MF/HA$_p$ 复合材料的物相组成,通过 XRD 和 FTIR 测试手段进行表征。图 2 - 107 所示为复合材料在烧结过程中的成分图。

图 2 - 107(a)是 1 150 ℃下,纤维含量为 10%(质量分数)的复合材料 XRD 图,在 2θ 为 31.90°,32.32°和 33.04°时显示了 HA 的三个特征衍射峰峰位,这与 HA 的标准卡片(PDF♯09 - 0432)数据相一致,特别是对应于 HA 衍射峰在 32.32°的最强峰被检测到。同时,在图谱中也观察到两种新相,它们分别是黝帘石[Ca$_2$Al$_3$(Si$_2$O$_7$)(SiO$_4$)O(OH)]和磷酸三钙[TCP,Ca$_3$(PO$_4$)$_2$]。这暗示出复合材料在高温烧结过程中各组分之间发生了化学反应。伴随化学反应生成的 TCP 和黝帘石,相关反应可以表示如下[83]:

$$Ca_{10}(PO_4)_6(OH)_2 = 2\beta-Ca_3(PO_4)_2 + Ca_4P_2O_9 + H_2O\uparrow \qquad (2-1)$$

$$Ca_{10}(PO_4)_6(OH)_2 = 3\beta-Ca_3(PO_4)_2 + CaO + H_2O\uparrow \qquad (2-2)$$

$$4CaO + 3(3Al_2O_3 \cdot 2SiO_2) + H_2O = 2Ca_2Al_3(Si_2O_7)(SiO_4)O(OH) + 6Al_2O_3 \qquad (2-3)$$

当温度升高至 1 250 ℃时,XRD 图中的衍射峰变宽[见图 2 - 107(b)],这是由 HA 脱羟分解产生了较多 TCP 而引起的。同时也可以看出 MF/HA$_p$ 复合材料主要由黝帘石和 Ca$_2$SiO$_4$ 组成。如上所述,样品中新相的存在暗示了烧结过程中可能发生的化学反应。除了在 1 150 ℃烧结过程中发生的化学反应之外,Ca$_2$SiO$_4$ 新相的形成可以通过以下反应来进行描述[84]:

$$4CaO + 3Al_2O_3 \cdot 2SiO_2 = 2Ca_2SiO_4 + 3Al_2O_3 \qquad (2-4)$$

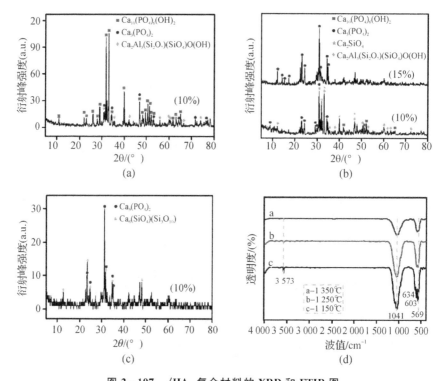

图 2-107 /HA_p 复合材料的 XRD 和 FTIR 图

(a)1 150 ℃-10 MF/HA_p；(b)1 250 ℃-10 MF/HA_p-15 MF/HA_p；
(c)1 350 ℃-10 MF/HA_p；(d)10 MF/HA_p-1 150 ℃-1 250 ℃-1 350 ℃

当纤维含量增加至 15%时[图 2-107(b),15%],复合材料在 1 250 ℃下基本完全分解为 TCP。因此,在相同的烧结温度下,纤维含量的增加促进了 HA 的脱羟分解。当温度进一步升高至 1 350 ℃[图 2-107(c),10%]时,样品中的 HA 几乎全部转变为 $Ca_3(PO_4)_2$,并伴随着斜方硅钙石[$Ca_6(SiO_4)(Si_3O_{10})$]的形成。通过 CaO 和 $3Al_2O_3 \cdot 2SiO_2$ 之间的化学反应会导致斜方硅钙石与 Al_2O_3 的形成[85]：

$$6CaO+2(3Al_2O_3 \cdot 2SiO_2)=Ca_6(SiO_4)(Si_3O_{10})+6Al_2O_3 \quad (2-5)$$

图 2-107(d)是不同烧结温度下,纤维含量为 10%的 MF/HA_p 复合材料 FTIR 图,这与上述 XRD 的分析结果相一致。在图谱中 HA 的 PO_4^{3-} 和 OH^- 官能团对应的典型吸收带显而易见。在 569 cm^{-1},603 cm^{-1},634 cm^{-1} 和 1 041 cm^{-1} 处的强峰分别归因于 PO_4^{3-} 基团的吸收模式,O—P—O 弯曲模式和 P—O 伸缩振动模式[86]。在 3 573 cm^{-1} 处 OH^- 基团的特征峰源自于 HA 和黝帘石[87-88]。

随着烧结温度的升高,羟基峰位的峰强逐渐减弱,最终几乎完全消失,这表明 HA 几乎完全分解,与 XRD 分析的结果相吻合。更重要的是,高温下加剧的化学反应促使样品形成了大量硅酸盐。如图 2-107(d)曲线 c 所示,在 1 041 cm^{-1} 和 1 089 cm^{-1} 处 PO_4^{3-} 峰位出现合并现象。同时,1 000 cm^{-1} 附近的吸收峰被扩展到 770~1 370 cm^{-1} 范围,Si—O—Si 和 Si—O—Ca 的拉伸振动模式被观察到[89-90]。Si—O—Si 弯曲振动的吸收带也在 500 cm^{-1} 左右出现[91-92]。这表明在 HA 结构中磷酸盐四面体被硅酸盐四面体所取代,并且 Si 能够以 SiO_4^{4-} 或 $Si_2O_7^{6-}$ 的形式进入 HA 晶格中[93-94]。

图 2-108 所示为相同纤维含量、不同混合方式所获复合粉体在 1 150 ℃下制备的复合材料。从图 2-108(a)中可以看出,通过机械混合法,复合材料在较低纤维含量下就产生严重的团聚现象。同时,在图 2-108(b)中能够发现纤维与基体之间存在较大的间隙。然而,对于纤维为增强体而言,纤维与基体之间的界面是增强体与基体的中间相,是二者之间的连接者。当纤维与基体的连接处存在很大间隙且样品承受外界施加的载荷时,将会首先在界面处产生细小裂纹,这对于样品的力学性能来说是不利因素。而对于水热合成法制备的复合材料[见图 2-108(c)(d)],相同含量 MF 在 HA 基体中实现了均匀性分散,并且纤维与基体之间结合紧密,无明显界面间隙存在。因此,采用水热合成法制备的 MF-HA 复合粉体能够有效改善纤维在基体中的分散性,并为复合材料烧结过程中基体与纤维的结合提供良好的界面状态,因此水热合成 MF-HA 复合粉体被用于后续研究。

2.MF/HA_p 复合材料的烧结行为与性能研究

图 2-109 为不同纤维含量和烧结温度制备的 MF/HA_p 复合材料密度和硬度值。显而易见,复合材料的密度和硬度都遵循相似的变化趋势。因此,复合材料的致密化程度与硬度的高低是直接相关的。如图 2-109(b)所示,在 1 250~1 350 ℃温度范围,样品密度随着温度升高而增加。同时,硬度从(87.93±1.68)HV 增加到(191.87±12.11)HV。在 1 350 ℃下烧结的复合材料硬度类似于玻璃的硬度[95]。这些现象出现的原因主要是复合材料内部组织结构的致密化,微孔消除和反应融合。这些与之前的 SEM 和 XRD 测试结果相吻合,都表明有大量硅酸盐形成。相反,在图 2-109(a)中,随纤维含量的增加,复合材料的密度和硬度发生了不同变化。样品的密度和硬度均随纤维含量增加而降低。对于纤维含量(质量分数)为 5%,10% 和 15% 复合材料的硬度分别为(180.23±8.16)HV,(87.93±1.68)HV 和(105.20±1.65)HV,与最近几年同类复合材料硬度数据相比,均优于 HA 基复合材料[96]。

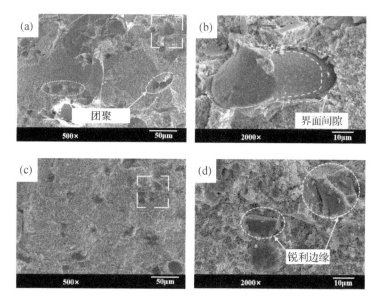

图 2-108 MF/HA 复合材料的 SEM 图

(a)1 150 ℃-10 MF/HA$_c$ ×500;(b)1 150 ℃-10 MF/HA$_c$ ×2 000;

(c)1 150 ℃-10 MF/HA$_p$ ×500;(d)1 150 ℃-10 MF/HA$_p$ ×2 000

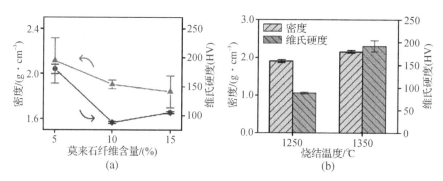

图 2-109   MF/HA$_p$ 试样的密度和硬度

(a) 1 250 ℃下 MF/HA$_p$ 复合材料的密度、硬度值;

(b) 10 MF/HA$_p$ 复合材料的密度、硬度值

在不同纤维含量和烧结温度下制备的 MF/HA$_p$ 复合材料相对密度见表 2-3。可以看出,样品的相对密度随纤维含量的增加而降低。这是因为复合材料中的纤维出现了团聚现象。然而,MF/HA$_p$ 复合材料的相对密度随烧结温度的升高而增加。该结果可以通过以下原因来解释:烧结温度的升高可以促进 HA 晶粒的融合,使烧结过程中的化学反应更加充分。因此,复合材料的相对密度呈现

增加趋势并在 1 350 ℃时达到最大值 68.05%。

表 2 - 3　MF/HA$_p$ 复合材料的相对密度

纤维含量/(%)	5(1 250 ℃)	10(1 250 ℃)	15(1 250 ℃)	10(1 350 ℃)
理论密度/（g·cm^{-3}）	3.164 8	3.164 5	3.164 3	3.164 5
烧结密度/（g·cm^{-3}）	2.113 4	1.904 0	1.840 0	2.153 4
相对密度/（%）	66.78	60.17	58.15	68.05

　　烧结温度和纤维含量对 MF/HA$_p$ 复合材料烧结行为的影响是研究重点之一。烧结温度和纤维含量对复合材料烧结行为的影响可以通过以下两个方面来表述。纤维含量的增加,复合材料中纤维与纤维之间的连接呈现一个弱界面,并且 MF 含量较高的复合材料,基体 HA 更倾向于向较低密度的 TCP 新相分解。随后 MF 与分解产生 CaO 反应形成钙-铝-硅酸盐相,这个方向的反应更加促进了 HA 的分解。HA 分解伴随较软烧结相的产生,如 CaO 和硅酸盐[97-98]。随着烧结温度的升高,MF 与 CaO 之间的反应产生了大量的硅酸盐,这将使颗粒重排的驱动力增加并有很多液相产生,液相越多,复合材料的黏度越低,使得复合材料在烧结过程中的液相传质速度加快,烧结驱动力增加和晶界移动速度加快,从而导致复合材料致密化程度的增加以及孔隙率的降低。因此,复合材料的密度和硬度随着纤维含量的增加表现为下降趋势,而随烧结温度的升高产生与前者相反的变化。

2.7.3　热压烧结 MF/HA$_h$ 复合材料的制备与研究

1. MF/HA$_h$ 复合材料的成分与形貌表征

　　图 2-110 所示为 MF/HA$_h$ 复合材料的 XRD 图。从图谱中可以看出,热压烧结后部分 HA 脱羟分解为 TCP,但是 MF/HA$_h$ 复合材料的主要成分仍然是 HA,并且由于 MF 的存在,复合材料的组成中出现了 Ca$_2$SiO$_4$ 新相。烧结过程中生成的硅酸钙陶瓷材料具有一定的生物活性[99],这对于复合材料保持优良生物活性具有重要作用。但在图中没有出现 MF 的衍射峰,这是由于在复合材料中 MF 添加量较低,并且从之前 SEM 的结果看出,纤维在复合粉体中被 HA 晶粒完全包裹,因此未被检测到。此外,与 MF/HA$_p$ 试样相比,热压烧结可以抑制 HA 的脱羟分解,复合材料中只有少量 HA 的分解。

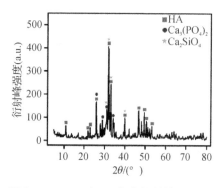

图 2-110　MF/HAₕ 复合材料的 XRD 图

前期常压烧结研究了纤维含量和烧结温度对复合材料的影响。在此，借鉴之前的结果分析，选择纤维含量为 10%，烧结温度为 1 250 ℃的工艺参数进行热压烧结实验，进一步研究烧结时间对 MF/HAₕ 复合材料的微观组织、形貌的影响规律。图 2-111 为不同烧结时间下复合材料的断面形貌图。当烧结时间为 20 min 时[见图 2-111(a)(b)]，复合材料断面凹凸不平并出现大量的凹坑和孔洞。这主要是由于复合材料在发生破坏时，HA 晶粒的拔出导致断裂孔洞的形成。当样品持续被破坏时，由于晶粒的断裂相对于晶粒拔出需要更大的能量，裂纹趋向于沿着晶界方向而逐步扩展，从而晶粒产生拔出、剥落并形成大量凹坑。因此，复合材料的断裂方式倾向于沿晶断裂。当烧结时间延长至 60 min 时，MF/HAₕ 样品的组织变得均匀且致密，晶粒也变得更加细小，从图 2-111(d)可以看出，复合材料断面出现"韧窝"结构。这是因为高温下长时间的烧结使得部分 HA 分解为小尺寸 $Ca_3(PO_4)_2$ 晶粒。大尺寸的晶粒以穿晶断裂形式为主，而小尺寸的晶粒更易于以沿晶断裂形式剥落。因此，样品的断裂行为是穿/沿晶两者混合断裂模式，这将有助于提高样品的韧性[100-101]。当烧结时间进一步延长到 120 min 时，复合材料的晶粒融合效果提升，断面组织变得更加致密，但伴随着些许微孔出现，其断裂方式以穿晶断裂为主。由此可见，当热压压力为 30 MPa，烧结 60 min 时，可获得组织致密、晶粒细小及韧性较好的复合材料。

2.MF/HAₕ 复合材料断裂行为与性能研究

随着烧结时间的延长，复合材料的力学性能发生显著变化。图 2-112 所示为不同烧结时间下试样硬度的变化趋势。从图中可发现样品的硬度随烧结时间的延长表现出先升高后降低的变化趋势，在保温时间为 60 min 时，试样硬度达到最大值为(356.30±4.16)HV。这是由于高温下长时间的烧结，晶粒过分长大，材料内部出现孔隙。同时，结合图 2-110 可以看出，部分 HA 在高温烧结过程中出现脱羟分解并产生一些硬度较低的新相[98]，由此导致复合材料硬度下降。但与相同温度下常压烧结的 MF/HA$_p$ 复合材料相比，材料的硬度为 MF/HA$_p$ 复合材料的 3.67 倍。与 1 350 ℃下烧结的 MF/HA$_p$ 复合材料相比，硬度也达到了其 1.68 倍。因此，热压烧结时粉末形变阻力小、易于实现高密度化等优势能够被充分发挥，最终获得由细小晶粒构成的高强度、密度的样品。MF/HA$_h$ 复合材料的韧性测试表明，烧结时间为 60 min 时复合材料断裂韧性达到 (1.38±0.08)MPa·m$^{0.5}$，较相关文献的纯 HA 陶瓷材料韧性相比提高了约 38%[102]。

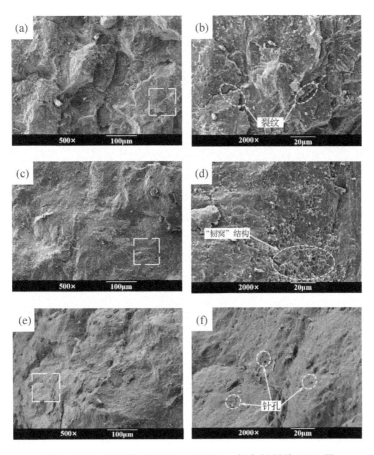

图 2-111　不同烧结时间下 MF/HA$_h$ 复合材料的 SEM 图

(a)20 min - 10 MF/HA$_h$　×500；(b)20 min - 10 MF/HA$_h$　×2 000；

(c)60 min - 10 MF/HA$_h$　×500；(d)60 min - 10 MF/HA$_h$　×2 000；

(e)120 min - 10 MF/HA$_h$　×500；(f)120 min - 10 MF/HA$_h$　×2 000

图 2-113(a)为烧结时间对复合材料压缩强度及压缩模量的影响,可以看出,复合材料的压缩强度及压缩模量都随烧结时间的延长呈增加趋势。这是因为烧结时间较短时,试样中 HA 颗粒之间的扩散与颗粒的迁移时间较短,组织内部大量的孔隙很难在较短时间内逸出或者消除,晶粒的融合效果不佳。随着烧结时间的延长,晶粒之间的相互扩散更加充分,晶粒逐渐生长并变大,样品的密度得到提高。同时,由于 MF 的存在,复合材料将会产生更多的微晶相,从而形成微晶强化。因此压缩强度及压缩模量出现上升的趋势,当烧结时间为 120 min 时,压缩强度及压缩模量分别达到(131.04±3.25)MPa 和(0.350±0.023)GPa。与常压烧结试样相比[压缩强度:(17.85±1.78)MPa,压缩模量:(23.04±1.61)MPa],压缩强度和模量分别提高了 7.3 倍和 15.19 倍。而人体骨的压缩强度及模量范围分别为 90~150 MPa 和 0.05~20 GPa[103]。这表明通过 MF 的添加及合适的热压烧结工艺能够获得与人体骨力学性能相匹配的复合材料。此外,典型的复合材料载荷-位移变化如图 2-113(b)所示。当烧结时间为 20 min 时,MF/HA$_h$ 复合材料达到最大载荷后发生毁灭性破坏。烧结时间为 60 min 时,复合材料经历较长位移后才发生脆性断裂,而当时间延长到 120 min 时,复合材料在较小位移处发生破坏,并且在达到最大载荷之前,曲线出现了波动,并在波动中上升。这表明烧结时间为 60 min 时,复合材料获得了较好的力学性能,这与 SEM 的结果分析一致。

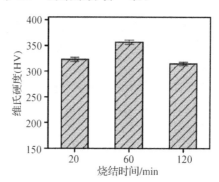

图 2-112　不同烧结时间下 MF/HA$_h$ 复合材料硬度值

图 2-114 所示模拟了 MF/HA$_h$ 复合材料在发生破坏时的穿晶与沿晶断裂行为,这两种断裂方式均为脆性断裂。晶界是一种被公认的强化因素,即晶内的键合力远远低于晶界,只有当晶粒的晶界被弱化时试样才会产生沿晶方式的脆性断裂。当复合材料承受外界载荷时,裂纹沿晶粒边界不断扩展而造成材料失效破坏,被称为沿晶断裂,其断口在宏观上呈现细颗粒状。反之,裂纹穿过晶粒内部并继续扩展而造成试样失效破坏被称为穿晶断裂,由于裂纹在晶粒中的取

向不同,故断口在宏观上具有分面结构。

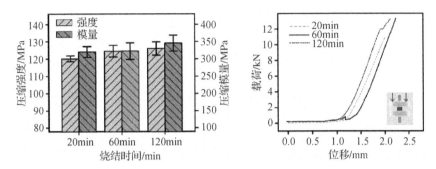

图 2 - 113　MF/HA$_h$ 复合材料的压缩强度及模量和载荷-位移

(a)10 MF/HA$_h$ 复合材料的压缩强度及模量;(b)10 MF/HA$_h$ 复合材料的载荷-位移

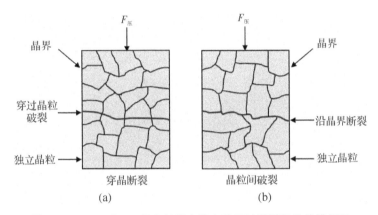

图 2 - 114　MF/HA$_h$ 复合材料在发生破坏时断裂行为的模拟图

(a)10 MF/HA$_h$ 复合材料的穿晶断裂;(b)10 MF/HA$_h$ 复合材料的沿晶断裂

　　如上述分析,MF/HA$_h$ 复合材料在较短的烧结时间下,晶粒之间存在带来大量孔隙且晶粒融合效果不佳。随着烧结时间的延长,MF 的存在使复合材料产生更多的微晶相,形成微晶强化,而进一步延长烧结时间将会使复合材料晶粒在高温下过分长大。因此,试样的断裂行为由沿晶破坏失效转变为沿/穿晶的混合型破坏失效,直至穿晶破坏。

2.7.4　MF/HA 复合材料生物活性研究

　　常压烧结是指在大气压下,通过对一定形状的坯体进行加热、烧结的一种方法。该方法制备的复合材料内部易残存大量孔隙,很难达到完全致密化。而热压烧结是在高温加热的同时对材料施加压力,将成型与烧结同时实现的过程,更易获得由细小晶粒构成的高强度、密度烧结体。因此,烧结方式决定了复合材料的各种性能特点,具体包括微观结构、物相成分及致密度等性能,不同的性能特点使复合材料的生物活性有所不同。

图 2-115 所示为不同烧结方式下制备的样品在 SBF 中浸泡 1 天和 7 天之后的质量变化情况。显而易见,在相同的浸泡时间下,MF/HA$_p$ 的增重值远高于 MF/HA$_h$,表明常压烧结制备的复合材料能够在短时内形成磷灰石层,这是因为常压烧结制备的试样表面较为疏松且存在大量均匀的孔隙,更易于磷灰石的形核和生长。随浸泡时长的延长,MF/HA$_p$ 复合材料质量的涨幅为 16%。然而,对于热压烧结获得的复合材料而言,较高的致密性导致复合材料在短时间内仅形成少量的磷灰石颗粒。但随着浸泡时间的延长,MF/HA$_h$ 复合材料涨幅明显增加,这是因为热压烧结的复合材料能够抑制 HA 的分解,使复合材料极大可能继承 HA 自身优异的生物活性。

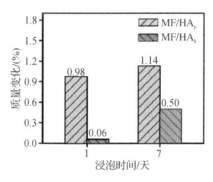

图 2-115　不同烧结方式下 MF/HA 复合材料 SBF 浸泡后的质量变化

图 2-116 所示为在 SBF 浸泡过程中 MF/HA 复合材料表面形成类骨磷灰石的机理示意图。众所周知,HA 基复合材料在 SBF 溶液浸泡时由其表面羟基和磷酸盐基团的存在而产生负电荷,使得材料表面呈现负电位。在浸泡期间,复合材料以一种协调的方式改变其表面的负电位,即通过负电位来吸附 SBF 溶液中大量的钙离子,其与带负电的离子结合并逐渐形成富钙的无定形磷酸钙层,当材料表面完全转变为富钙的无定形磷酸钙时,其表面能增加并达到最大值。随着浸泡时间的延长,材料表面将再次转变为负电位直至形成缺钙的无定形磷酸钙层[104]。以上磷酸钙会自发的转变为结晶性磷灰石,这种转变是由于在体内环境中,HA 的溶解度(即热力学稳定性)低于无定形磷酸钙[105]。同时,一旦 HA 表面磷酸盐基团形成,磷灰石就会通过吸附溶液中的钙离子、磷酸根离子以及 SBF 溶液中包含的少量碳酸盐、钠、镁等离子而不断的自发生长,直到类骨状磷灰石层形成。

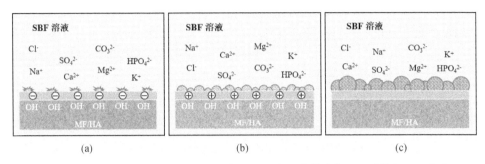

图 2－116　SBF 浸泡过程中 MF/HA 复合材料表面类骨磷灰石形成的机理示意图
(a)成核中心的形成;(b)无定形磷酸钙的形成;(c)无定形磷灰石的形成

2.8　本章小结

羟基磷灰石具有优异的生物特性,然而纯的羟基磷灰石无法达到所需要的机械强度,因此需要增强体与羟基磷灰石来组成复合材料,以增强羟基磷灰石复合材料的力学性能。本章就是在此思想基础上采用了碳纤维与莫来石纤维增强的羟基磷灰石人工骨,然而普通的碳纤维在羟基磷灰石的烧结过程中由于其热膨胀系数的不同以及化学性质的差异而不能很好地结合在一起,于是本章探究了在碳纤维的表面构筑不同的涂层,而使得普通的碳纤维成为涂层纤维,增强了纤维与羟基磷灰石基体之间的结合,增强了羟基磷灰石整体的力学性能,从而使得羟基磷灰石复合材料有更好的实际应用。具体的研究结论如下:

利用 nHA－CF 作为增强材料热压制备了 CF/nHA/HA 复合材料,并获得了较好的力学性能。CF/nHA/HA 复合材料在烧结温度为 1 000 ℃时获得了最高的弯曲强度,其值为(23.44±1.26)MPa,分别比 CF/HA 复合材料和纯 HA 的弯曲强度提高了约 41.1% 和 59.2%。其断裂韧性也在 1 000 ℃ 时达到了最大值,1.36 MPa·m$^{1/2}$,与纯 HA 和 CF/HA 复合材料的断裂韧性相比分别提高了 20.6% 和 41.9%。

SiC 涂层能够对碳纤维提供良好的烧结保护作用,且具有较低的热膨胀系数,在复合材料中能够较好地缓解碳纤维与 HA 基体之间的热膨胀差异,增强其界面结合强度。CF/SiC/HA 复合材料在 1 100 ℃ 下获得的最高弯曲强度为 28.44MPa,与纯 HA 和 CF/HA 复合材料的弯曲强度相比,分别提高了 54.3%～70.1% 和 59.6%～78.7%。

采用不同氧化工艺实现了 CF 表面 Al 向 Al$_2$O$_3$ 的转变。采用水氧化法时 CF 表面 Al 涂层可以氧化为非晶态的 Al$_2$O$_3$·2.1H$_2$O 涂层;当阳极氧化电流密度和氧化时间分别为 10 mA/cm^2 和 15 min 时,可以实现 CF 表面 Al 转变为 Al$_2$O$_3$。通过电化学沉积法可以实现 Al$_2$O$_3$ - CF 表面形貌厚度可控 HA 涂层的制备,当沉积电流为 5 mA/cm^2、沉积时间为 3 h 时,可以得到厚度均匀、形貌优良的纳米六角棒状 HA 涂层。

对于 Al$_2$O$_3$ - SiC$_w$ 涂层保护的纤维,首先对碳纤维进行了混合酸-双氧水及超声阳极氧化法改性处理,进而采用溶胶浸渍及喷涂法在改性碳纤维表面构筑了 Al$_2$O$_3$ 及 Al$_2$O$_3$ - SiC$_w$ 烧结保护涂层,探究了制备工艺参数对涂层物相成分、结构形貌及抗氧化性能的影响。利用常压烧结及热压烧结工艺制备了涂层碳纤维增强 HA 复合材料,探究了不同工艺参数对复合材料微观形貌、组织结构及力学性能的影响。

梯度复合 C - Si - Al$_2$O$_3$ - nHA 涂层综合提高了 CF 的高温抗氧化性和生物活性,实现了 CF、涂层、HA 基体三者之间的热膨胀系数过渡匹配,也提高了界面结合强度。当复合材料断裂产生裂纹时,C - Si - Al$_2$O$_3$ - nHA - CF 可以消除应力集中,通过拔出效应及裂纹的偏转消耗能量提升 HA 基复合材料的综合力学性能。

对于 TiAl/nHA 复合涂层,研究了其表面形貌和物相成分。同时,基于常压烧结工艺制备了 CF/TiAl - nHA/HA 复合材料,掌握了不同工艺参数对复合材料组织结构、物相成分及断面形貌的影响规律,并提出了 CF/TiAl - nHA/HA 复合材料强韧机理。

通过水热合成法制备不同纤维含量的 MF - HA 复合材料,改变纤维与基体之间界面相容性的同时改善了纤维在基体中的分散情况。随后采用不同工艺参数的常压和热压烧结方式实现了 MF/HAp 和 MF/HAh 复合材料的制备,研究了纤维含量、烧结温度和烧结时间对 MF/HA 复合材料烧结行为、断裂行为及生物活性的影响规律。

第3章 可控排布碳纤维增强羟基磷灰石人工骨

CF 增强 HA 人工骨复合材料的研究主要集中于短切 CF 强韧 HA 复合材料力学性能的表征上,但短切 CF 在 HA 基体中易团聚且状态不易控制,这极大地弱化了 CF 对 HA 基体的增强增韧效果,其综合力学性能远未达到研究者们的预测水平,没有真正实现对 CF 增强 HA 人工骨复合材料构筑与设计的目的。为了实现该目的,即达到对 CF/HA 复合材料结构与性能的精确设计与构筑,控制 CF 在 HA 基体中的排布方式,掌握 CF 不同形态、排布层数对复合材料综合力学性能的影响规律是至关重要的。Li 等[106]通过电极控制法实现了对碳纳米纤维的定向排布;郭凯伟[107]采用热压法制备了 CF 增强环氧树脂基复合材料,其重点关注复合材料的吸波性能,在他的研究中主要揭示纤维的排布方式如何影响复合材料吸波性能,他通过实验研究发现,当 CF 被垂直排布的时候,复合材料具有最佳的吸波性能;贺鹏飞[108]主要探索复合材料拉伸性能与纤维排布方式之间的关系,他发现当纤维在基体中以平行排布的状态存在时,复合材料的拉伸与冲击强度都会在一定程度上提升。以上研究证明了以可控排布 CF 增强复合材料是提高复合材料性能的有效途径,但目前国内外几乎没有对 CF 可控排布增强 HA 的相关报道,因此,进一步研究 CF 可控排布对 HA 复合材料力学性能的影响至关重要。本研究拟通过控制 CF 单丝在 HA 基体中的分布状态制备结构可控的 CF/HA 复合材料,进而研究 CF 不同形态、排布层数对复合材料综合力学性能的影响规律。

3.1 纤维可控排布装置的研究

为解决连续 CF 增强 HA 复合材料制备过程中出现的"团聚"现象,控制纤维在基体中的分布状态,要研究实现纤维可控排布的方法与装置。可控排布装置包括静电分丝装置、"柔性"夹具、铺粉装置以及纤维排布模具。通过所搭建的静电分丝实验平台,实现 CF 束的自动化分丝;"柔性"夹具实现单丝 CF 的夹持;通过设计与加工完成的模具,进行一定纤维层数的排布;铺粉装置实现 HA 粉体地均匀铺粉;纤维排布模具实现一定层数纤维的排布。此外,还研究一种测试并记录单丝纤维力学性能的装置,用以实现测试并记录单丝纤维力学性能。采用设计并搭建的纤维可控排布装置,制备不同层数、角度、数目的 CF 增强 HA

复合材料试样,并研究烧结工艺对 CF/HA 复合材料力学性能的影响。

3.1.1 纤维分丝装置

实现 CF 的可控排布,需要先对 CF 束进行分丝。由于单丝 CF 的直径仅为 7 μm 左右,人工对 CF 束进行分丝时,难于将 CF 束分成单丝且易对纤维造成损伤,进而降低纤维的分丝效率和增强效果。分丝的目的是将聚集在一起的纤维束分散成单丝纤维,即消除并丝现象。为实现这一目的,纺织领域中利用气流效应的"气流分丝器"与静态的"指型分丝器",在机械驱动以及电场力的作用下,达到分丝的目的[109]。分丝的具体过程为,在机械牵引装置出口安装一对高压电极板,电极板可形成高达数万伏的静电场,当纤维束通过此静电场时,高压电场使每一根纤维带有同极性的电荷,同极性电荷在电场力的作用下相互排斥,进而达到分丝的目的。

基于以上理论研究,现采用"静电分丝"法并搭建实验平台实现了纤维的自动化分丝,采用静电发生装置提供高压静电场,令纤维带有同极性电荷,根据"同性电荷相斥"原理,使纤维两两相斥并分开。

1. 静电分丝实验平台的搭建

静电分丝实验平台由图像采集部分、夹持部分、电源部分和静电发生器组成,实验平台的简图如图 3-1 所示。其中,静电发生器为模拟静电放电的仪器。静电发生器的一端发出的高压静电场,可把周围空气电离,使在此静电场中的纤维带上与静电发生端同种的电荷。为安全起见,静电发生器的另一端必须接地,其基本电路原理如图 3-2 所示。

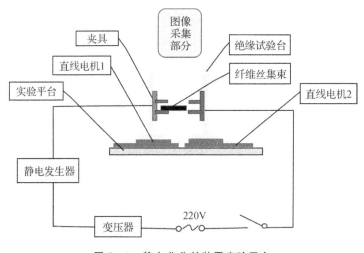

图 3-1　静电分丝装置实验平台

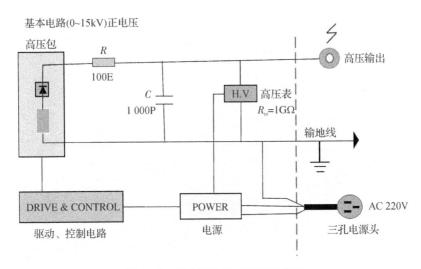

图 3-2　静电发生器的基本电路图

　　静电分丝实验平台中控制纤维分丝状态的主要元件为静电发生装置,静电发生器输出的电压越高,产生的静电场范围越大、电荷越密,使纤维间排斥力越大。静电发生装置分为电压可调节与不可调节两种,本研究先采用电压不可调的静电发生装置搭建了静电分丝实验平台,静电发生器的额定输入电压为直流12 V,输出电压为 17 kV,额定功率为 5 W,产生静电场的电压为负高压。由于电源电压为 220 V,因此采用变压器使 220 V 交流电转化为 12 V 直流电。变压器的基本原理图如图 3-3 所示。

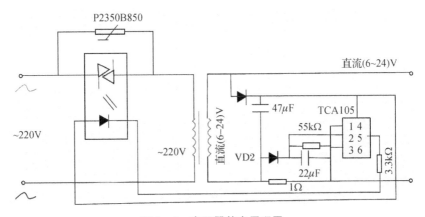

图 3-3　变压器基本原理图

2.静电分丝实验

采用上述电压不可调的静电发生器搭建的实验平台,进行了相关实验,并采用控制变量法研究影响静电分丝效果的因素。静电分丝效果如图 3-4 所示,其单丝 CF 数目为 200 根左右。

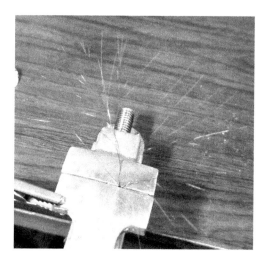

图 3-4　静电分丝效果图

由上述静电分丝效果可发现,静电分丝效果良好,呈放射球状,可以满足所需要求,但依然存在不足。主要不足之处为分丝后单丝纤维间距过大且分开角度不可控,其原因是静电发生器的电压过大且不可调节,造成纤维束带电荷量过大,进而使纤维之间的相斥力过大。为解决上述问题,就要控制纤维张角的大小,需把不可调电压的静电发生装置改成可调节的静电发生装置。

以下装置采用了电压可调节的静电发生装置,此静电发生器的额定输入电压为 220 V,输出电压可调范围为 0~15 kV,额定功率为 4 W,其内置有变压器,产生静电场处的电压为正高压。采用此静电发生装置搭建实验平台进行的相关实验,不同电压下的分丝效果如图 3-5 所示,CF 束中单丝纤维数目约为 700~800 根。

采用控制变量法研究影响静电分丝效果的因素,当 CF 束长度为 5.5 cm,电压为 1 000 V,通电时间为 30.0 s 时,不同 CF 数目的静电分丝效果如图 3-6 所示。图 3-6(a)为 5.5 cm 长的 CF 束,图 3-6(b)为 $t = 30.0$ s,100~150 根 CF 的静电分丝效果,图 3-6(c)为 $t = 30.0$ s,50~60 根 CF 的静电分丝效果,图 3-6(d)为 $t = 30.0$ s,20~30 根 CF 的静电分丝效果。当电压为 1 000 V,CF 束长度和数目相同,通电时间不同时,静电分丝效果如图3-7所示。图3-7(a)的分丝时间为0.0 s,图3-7(b)的分丝时间为30.0 s,图3-7(c)的分丝时间为60.0 s,图3-7(d)的分丝时间为60.0 s。

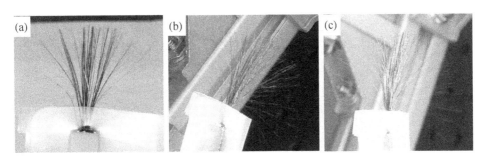

图 3-5 不同电压下 CF 的静电分丝效果图

(a)电压为 521 V;(b)电压为 1 101 V;(c)电压为 2 032 V

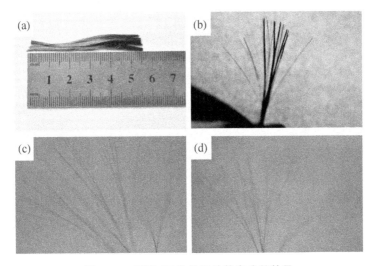

图 3-6 不同 CF 数目下的静电分丝效果

　　为实现纤维束的完全分丝,在纤维束的一端分丝后,采用夹具将已完成分丝的一端夹持,然后将此夹具与静电发生端连接,实现纤维束另一端的分丝,此操作可重复,直至达到所需效果。通过上述实验可总结出,本研究中所搭建的实验平台可有效实现纤维的自动化分丝,且分丝效果理想。

　　3.CF 静电分丝后排布

　　通过静电分丝平台实现纤维分丝,然后进行纤维排布。在前期工作中,采用手工进行纤维分丝,工作效率低。因此,采用上述装置实现纤维束的分丝,并制备不同纤维排布角度的试样,CF 排布效果如图 3-8 所示。从图中可看出,本研究所搭建的实验装置可有效实现纤维的自动化分丝,证明了"静电分丝"法对实现纤维的自动化分丝的可行性。

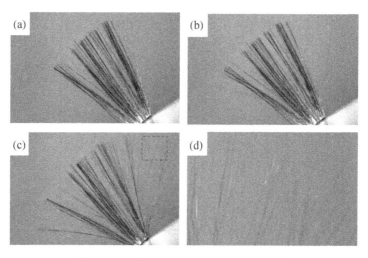

图 3-7　不同时刻下 CF 的静电分丝效果

通过上述装置、采用 CF 束做了大量静电分丝实验,得出影响纤维静电分丝效果的因素有纤维的数目、分丝电压的大小、纤维的长度、通电时间的长短以及进行分丝前纤维的松散程度。其中,纤维分丝前的松散程度对分丝效果影响最大。实验得出,纤维数目越少、通电时间越长、纤维束越松散分丝效果越好,分丝效果越佳最大的纤维长度为 40~50 mm。本课题采用酒精、蒸馏水与丙酮混合并用超声波对 CF 束进行清洗 2 h,可使纤维束变松散,达到理想的分丝效果。

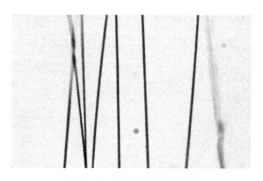

图 3-8　纤维排布效果图

3.1.2　"柔性"夹具

因传统刚性夹具夹持面精度不够,且刚性夹具在多次使用后,由摩擦磨损容易导致精度变低,很难实现直径范围在几微米到几十微米单丝纤维的夹持。本课题中设计的纤维夹具为"柔性"夹具,其三维结构如图 3-9 所示。结合液体流动性的特点,本课题设计了具有柔性夹持面的夹具,实现了对微米级碳纤维的夹持。"柔性"夹头中硅胶质地的夹持面采用的是 Spherification(球面化)技术,由海藻酸钠溶液与乳酸钙溶液混合制备而成,是可食用"水球"的主要成分。为了验证其能否实现纤维的夹持,做了相关 CF 的夹持试验,试验结果如图 3-10 所示。

试验表明:此"柔性"夹具可有效实现单丝纤维的夹持,可避免出现纤维夹持不上或过夹持(易损伤纤维)现象,"水球"的形状尺寸可按"柔性"夹具"empty box"的结构尺寸制备,夹持机构中含有简单的自锁结构,易于实现硅胶状"水球"的更换。

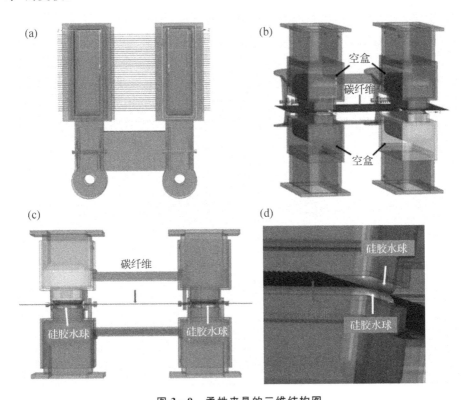

图 3-9　柔性夹具的三维结构图
(a)俯视图;(b)装配图;(c)正视图;(d)主视图

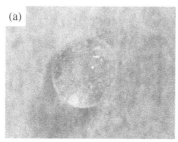
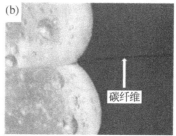

碳纤维

图 3-10　纤维夹持效果图

(a)制备完成的"水球";(b) 纤维夹持放大图

3.1.3　铺粉装置

在前期的工作中,采用"可控排布"法制备连续 CF/HA 复合材料制样的过程中,均是手工进行铺设 HA 粉体,很难控制每层粉体厚度的均匀性(平面度),而 HA 粉体厚度的均匀性会对复合材料的力学性能造成影响。

根据对现有铺粉装置的研究,结合本课题中所需要铺设粉体(HA)的物理属性(颗粒直径小于 100 um,流动性极差,具有一定粘连性等,此物理属性为实现 HA 的连续均匀地铺粉带来很多困难),采取具有驱动系统的装置拨动粉体均匀落下,实现自动化均匀铺粉,其具体结构如图 3-11 与图 3-12 所示。此装置中设有可调节高度的升降台,即 Z 方向的移动,模具放置在此平台上,并采用可编程的直线电机带动储粉罐与铺粉结构实现 X,Y 方向的移动。

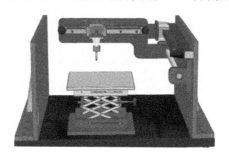

图 3-11　铺粉装置总装图

该装置可实现 X,Y,Z 三个方向的移动,并可按 PLC 编程的路线运动,其速度可调节,其设定铺粉速度的快慢与铺设的粉体量有关,每层铺设的粉体量需提前称量好,其速度与路径应提前设计完成,再通过 PLC 进行编程,最终需保证铺粉器走完规划好的路径后,储粉罐中的 HA 粉体也刚好用完。此装置可成功实现 HA 的连续、均匀铺粉。

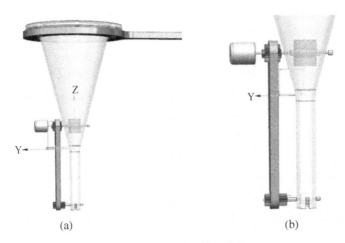

图 3 - 12　储粉罐与铺粉装置图

(a)主视图;(b)前端局部视图

3.1.4　制样模具

为制备一定排布层数的 CF 增强 HA 复合材料,需设计、加工新的模具,并采用加工完成的模具,制备不同层数、角度的 CF/HA 复合材料试样,进而实现控制纤维在基体中的分布状态。制样模具的总体装配图如图 3 - 13(a)所示,局部放大图如图 3 - 13(b)所示,加工完成的部分重要零件如图 3 - 14 所示。其中,模具结构中有矩形通孔,"活塞"结构与矩形通孔为小间隙配合,其可在模具内腔中上下移动。

制备 CF/HA 复合材料试样的过程为:首先,将模具放置在自动升降台上。然后将排布好 CF 的"回"型定位片放置在模具的上表面。其次,将框粉结构置于"回"型定位片上,此时,铺设 HA 粉体并进行预压,由于框粉结构的存在,粉体不会溢出,通过"活塞"的上下移动,保证 HA 粉体预压后的上表面与模具上表面平齐。最后,取走框粉结构,去除定位片,仅留排布好的 CF 在模具内腔的 HA 粉体中。重复此操作,即可制备得到所需 CF/HA 复合材料试样。

采取此模具与方法制备了含有 14 层纤维层的 CF/HA 复合材料试样,均没有出现"分层"现象。

3.1.5　纤维排布模具

设计一种实现纤维排布的结构,采用此结构可减少纤维排布操作的工序,是一种更优的实现纤维排布的方法。本课题中所设计的排布模具结构是由两个带有凹槽的薄壁圆筒组成的,其中内圈圆筒外径大小与外圈圆筒内径大小相同,内外圈圆筒的凹槽宽度均为0.4 mm,槽间距均为1.0 mm,两圆筒为间隙配合,即两个圆筒之间可实现转动;再将装配完成后的模具放置在带有圆形凸台的石墨模具底盘上,其石墨底盘上的圆形凸台直径大小等于内圈薄壁圆筒的内径。两圆筒与石墨模具底板之间的配合关系、三维结构与排布、铺粉过程如图3-15所示。

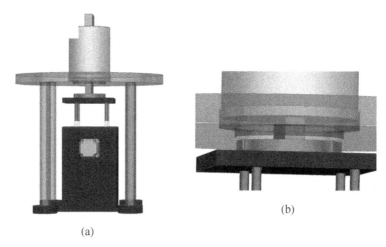

(a)

(b)

图3-13 铺粉模具与自动升降台的装配图

(a)整体装配图;(b)局部放大图

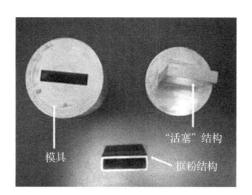

图3-14 实现多层纤维排布的模具

1.制样过程

此模具中的凹槽结构易于实现CF排布,并简化了纤维排布的工序,而且可有效避免"分层"现象的产生。采用此排布模具制备CF/HA复合材料试样的过程为:首先,铺设 HA 粉体前,转动外圈的圆筒,使内圈薄壁圆筒的凹槽对应外圈圆筒的非凹槽部位,此时两个带凹槽的薄壁圆筒配合形成一个无缝圆筒状结构,内圈圆筒壁厚越小,圆筒内壁越光滑,制样的尺寸精度越高。其次,铺粉完成后,采用与内圈圆筒相配合的模具对粉体进行预压,需保证外圈圆筒的刚度,使之不易变形,因此内圈圆筒壁厚设置为 0.5~0.8 mm,外圈圆筒壁厚设置为 2~2.5 mm。最后,进行纤维排布,再次转动外圈圆筒,使外圈圆筒的凹槽与内圈圆筒凹槽对齐。重复上述操作,可制备获得一定纤维层数的 HA 基复合材料。

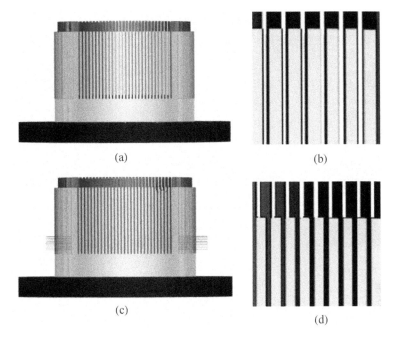

(a)　　　　　　　　　(b)

(c)　　　　　　　　　(d)

图 3 - 15　套筒与模具的装配关系图

(a)排布纤维时圆筒配合关系主视图;(b)排布纤维时圆筒配合关系局部视图;

(c)铺粉时圆筒配合关系主视图;(d)铺粉时圆筒配合关系局部视图

2.热压烧结过程

制备完成 CF/HA 复合材料圆形试样后,将带凹槽的圆筒排布零件从石墨模具上取走,然后用另外两个半圆形不带凹槽的石墨模具替换,在两个半圆形外加一个石墨套筒,其装配结构示意图如 3 - 16 所示。将装配好含 CF/HA 复合材料试样的石墨模具,放进热压炉中进行烧结,热压炉中含有液压系统,可实现在烧结过程中对制备好的 CF/HA 复合材料试样加压。压力大小可控,加压与卸压时间可控。该热压工艺过程如图 3 - 17 所示。

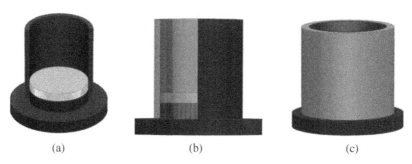

图 3－16　热压模具图

(a)半圆形石墨模具装配主视图；(b)半圆形石墨模具装配主视图；(c) 热压模具装配主视图

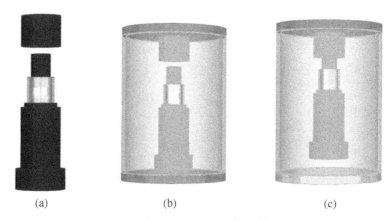

图 3－17　热压工艺过程图

(a)热压局部视图；(b)液压泵上升前,不加压；(c)液压泵上升后,加压

3.2　可控排布 CF 增强 HA 人工骨

基于对不同状态下纤维性能的了解,研究采用实验室自制模具实现了纤维在 HA 基体中的多层正交排布,并通过高温热压烧结法在 1 000 ℃,15 MPa,15 min 下分别制备 CF 和混合酸处理 CF(TCF)增强 HA 复合材料,研究纤维性能和表面状态对 HA 的强韧机理。根据纤维层数和状态的不同,复合材料分别被命名为 CF/HA,3CF/HA,5CF/HA 和 3TCF/HA。

3.2.1　可控排布 CF/HA 复合材料的制备

采用特制模具设计制备可控排布 CF/HA 复合材料,制备流程模拟图如图 3－18 所示。

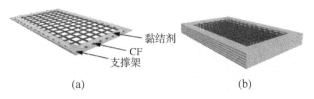

　　　　　　(a)　　　　　　　　　　　(b)

图 3 - 18　正交排布 CF 预制体的模拟图

(a)CF 预制体;(b)多层正交排布 CF 预制体

详细的可控排布 CF 强韧 HA 复合材料实验过程如下:

(1)实验使用模具支撑件制备正交排布 CF 预制体。如图 3 - 18(a)所示,先将纤维单丝从纤维束丝中抽取出来,并将纤维单丝按照指定的位置放置于模具支撑件上,然后采用黏结剂将纤维两端固定以保持纤维准直,依次重复此过程直到按照设定的排布状态铺满整个模具支撑件,实验过程中控制纤维与纤维之间的距离大约在 0.9 mm~1.1 mm 之间,每个位置放置 2 根纤维单丝。

(2)根据实验所需的 CF 层数(三层或五层),将正交排布的 CF 预制件和空的模具支架交替堆叠形成多层 CF 预成型件,如图 3 - 18(b)所示。空的模具支架放置在正交排布的 CF 预制件之间,用来确保每个 CF 层之间的间隔。

(3)将步骤(2)中制备得到的三层或五层 CF 正交排布纤维预制体放入实验室特制模具中,并加入一定量的 HA 粉末,然后采用手动压力机在 100 MPa 的压力下制备出正交排布 CF/HA 复合材料压坯。

(4)将步骤(3)中得到的正交排布 CF/HA 复合压坯置于石墨模具中,采用真空热压烧结法制备可控正交排布 CF/HA 复合材料,正交排布 CF/HA 复合材料制备模拟图如图 3 - 19 所示。实验过程中热压压力选为 15 MPa,设备的真空度选为 8.0×10^{-3} 单位,本研究以 10 ℃/min 的速度将温度升到 1 000 ℃保温 20 min,随炉冷却后取出样品。上述实验中使用的纤维分别包括未处理 CF 和混合酸处理 CF。

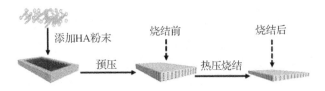

图 3 - 19　正交排布 CF/HA 复合材料的制备

3.2.2　可控排布 CF/HA 复合材料形貌及成分分析

在纤维增强陶瓷复合材料中,纤维在基体中的分布状态是影响复合材料力学性能的关键因素,图 3 - 20(a)所示是可控排布 CF/HA 复合材料在烧结前的金相显微图片。

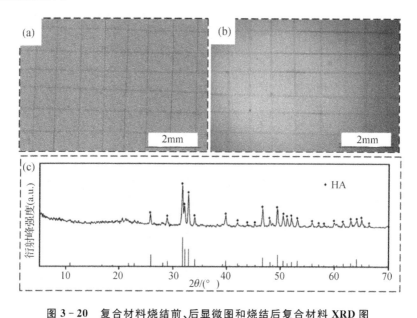

图 3-20 复合材料烧结前、后显微图和烧结后复合材料 XRD 图
(a)复合材料烧结前显微图;(b)复合材料烧结后显微图;(c)复合材料烧结 XRD 图

从图 3-20(a)可以看出烧结前 CF 在 HA 基体中均匀分布,同时纤维在 HA 基体中是正交分布,纤维与纤维之间的距离为 1 mm 左右;图 3-20(b)是复合材料热压烧结后的金相显微图片,其表明复合材料在烧结后依然是正交分布;图 3-20(c)呈现了热压烧结后复合材料的 XRD 图,图中没有来自其他相的杂峰,所有出现的峰都可以被标记为 HA,这与 HA 的标准卡片 JCPDS 09-0432 数据相一致。当 2θ 为 31.7°,32.9°,34.0°,39.8°,46.7°,49.5°和 53.2°时,HA 的 7 个特征衍射峰均出现,分别属于(211),(300),(202),(130),(222),(213)和(004)晶面。根据相关文献报道的数据可知,一般情况下,当温度>800 ℃的时候,HA 会开始向 β-磷酸三钙(TCP)转化[110],但在本研究的 XRD 结果中并没有观察到 TCP 的特征衍射峰,这是由于热压烧结有效地降低了 HA 的分解程度。众所周知,烧结温度和烧结压力对磷灰石的烧结和分解是很重要的,尤其是对 HA[111]。本课题组以前的研究结果表明,当 HA 的 DSC 曲线达到最大值的时候,大约在 1 051 ℃出现放热峰[112]。因此,本研究选择在 1 000 ℃下热压烧结复合材料,这样可以有效地防止 HA 基体在烧结过程中的脱羟分解,通过 XRD 表明 CF/HA 复合材料的成分在热压烧结过程中几乎不会被改变。

图 3-21 所示是热压烧结后 CF/HA 复合材料的 SEM 图。从图中可以看

出,HA 基体的融合很好。图 3 - 21(a)显示了多层正交分布 CF 强韧 HA 复合
材料的横截面 SEM 图。在能够清楚地观察到 CF 形貌和其分布的情况下,观察
到了两层 CF,其他层分别位于这两层纤维上面或者下面。这间接地表明了 CF
在复合材料中是多层分布的,结合图 3 - 20(a)(b),可以知道 CF 在 HA 基体中
呈多层正交分布状态。图 3 - 21(b)(c)的 SEM 图也进一步证实了 CF 是以双丝
的状态在 HA 基体中正交分布的,纤维与纤维之间的距离在烧结后约为
0.95 mm。从图 3 - 21(c)中可以看出 CF 表面被轻微氧化,这可能是由于 HA
基体的脱羟基反应造成的[113],即

$$Ca_{10}(PO_4)_6(OH)_2 = Ca_{10}(PO_4)_6(OH)_{2-2x}O_x[]_x + xH_2O \qquad (3-1)$$

$$2OH^- = O^{2-} + H_2O\uparrow \qquad (3-2)$$

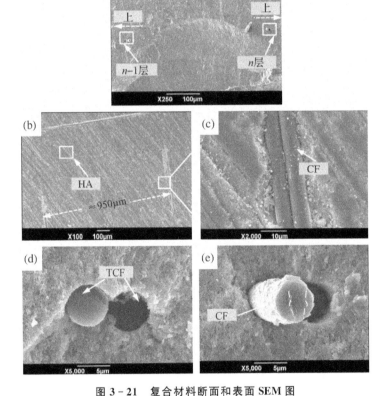

图 3 - 21　复合材料断面和表面 SEM 图

(a)×100;(b)×100;(c)×2 000;(d)×5 000;(e)×5 000

由于 HA 和 OHA 的大部分特征衍射峰是重叠的[114],因此很难通过 XRD
观察到 HA 向 OHA 的转变。此外,图 3 - 21(d)(e)中复合材料的断面 SEM 图

显示了 CF 和 TCF 在复合材料中具有脆性断裂性质。

3.2.3 复合材料力学性能分析及生物活性测试

1. 复合材料力学性能分析

复合材料的弯曲强度如图 3-22 所示。在实验的 4 种不同类型试样中,无论纤维层数如何,CF/HA 复合材料的弯曲强度均高于 TCF/HA 复合材料。

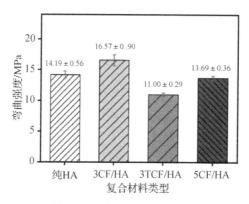

图 3-22 复合材料弯曲强度

当采用 CF 增强 HA 时,3CF/HA 复合材料的弯曲强度达到最大值(16.57±0.90)MPa,与纯 HA 相比提高了 16.77%。这是由于 CF 的存在能够阻止复合材料中裂纹的产生和扩展。同时,结合单丝 CF 拉伸强度分析,由于 CF 在高温下依然保持着优于 TCF 的拉伸强度,因此在复合材料断裂过程中可以承担部分应力,起到增强效果。当复合材料中 CF 的含量增加至 5 层时,复合材料弯曲强度降低至(13.69±0.36)MPa,与纯 HA 相比下降了 3.52%,这表明 CF 层数的增加并没有使复合材料强度增加。分析原因可能是当 CF 的含量增加至 5 层时,容易在复合材料中产生分层现象,这种分层现象所产生的影响大于 CF 的增强效果。采用 TCF 增强 HA,当 TCF 含量为 3 层时,与 CF 相比,3TCF/HA 复合材料弯曲强度骤降至(11.00±0.29)MPa,下降了 33.6%。对比 TCF 和 CF 单丝在不同状态下的力学性能,在室温下,虽然单丝 TCF 拉伸强度增加了 8.61%,但 TCF 在复合材料中并没有起到增强作用,这是因为高温下 TCF 的力学性能被严重损伤,与 CF 比较,TCF 在高温下表面缺陷敏感性很大,而 HA 在高温过程中易脱羟分解产生 O^{2-},C—C 键随之与氧分子发生氧化反应,依次生成 C—O,C=O 和 C(=O)O,氧化程度进一步加深,C(=O)O 发生分解,以 CO_2 或 CO 的形式逸出[115],从而造成 TCF 在高温下力学性能迅速下降。在复合材料加载过程中,TCF 由于自身强度不足而难以承受较大载荷,因此在复合材料中反而以缺陷的形式存在,使复合材料力学性能骤降。

图 3-23 显示了复合材料的载荷-位移-应变曲线。从图 3-23(a)(c)(d)中可以看出,CF/HA、5CF/HA 和 3TCF/HA 复合材料在较小的位移下达到了最大的载荷和应变,然后,应变和载荷都迅速下降,导致复合材料破坏和失效,这意味着 CF/HA、5CF/HA、3TCF/HA 复合材料具有明显的脆性断裂行为。主要是由于在弯曲过程中,这些复合材料内部产生了裂纹并沿垂直于载荷的方向传播。相反地,3CF/HA 复合材料表现出较弱的假塑性断裂行为[116-117]。与其他复合材料相比,3CF/HA 复合材料的最大载荷和应变增加,并且复合材料在经历了较长的位移后才断裂。

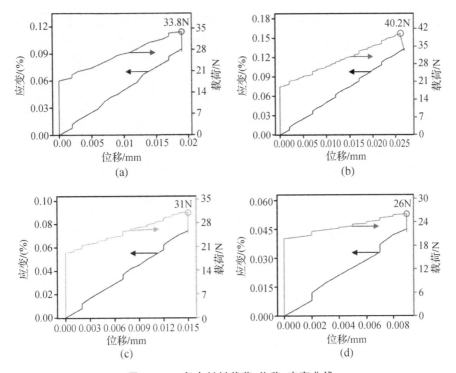

图 3-23　复合材料载荷-位移-应变曲线
(a)纯 HA 载荷-位移-应变曲线;(b)3CF/HA 复合材料载荷-位移-应变曲线;
(c)5CF/HA 复合材料载荷-位移-应变曲线;(d)3TCF/HA 复合材料载荷-位移-应变曲线

图 3-24 所示为复合材料断裂韧性变化曲线和典型的复合材料压痕图片。从图 3-24(a)可以看出,3CF/HA 复合材料的断裂韧性值达到了最大值(1.43±0.11)MPa·m$^{0.5}$,与纯 HA 相比提高了 22.22%;当 CF 层数增加至 5 层时,复合材料断裂韧性为(1.27±0.06)MPa·m$^{0.5}$,与纯 HA 比提高了 8.55%。这样

的结果表明 CF 作为增强材料可以有效地改善纯 HA 断裂韧性,3 层 CF 的增强效果优于 5 层 CF。与弯曲强度变化趋势相似的是当采用 TCF 作为增强材料时,复合材料的断裂韧性也下降,3TCF/HA 复合材料的断裂韧性为(1.14 ± 0.04)MPa·$m^{1/2}$,和纯 HA 相比下降了 2.56%,进一步说明 TCF 在高温下增强 HA 具有局限性。TCF 在高温下力学性能的骤降会对复合材料性能起不利影响,在压痕实验过程中,由于 TCF 性能差,导致裂纹更容易穿过 TCF 扩展,从而增加压痕裂纹长度,降低复合材料断裂韧性,这样的结果与单丝 TCF 性能变化趋势相一致。

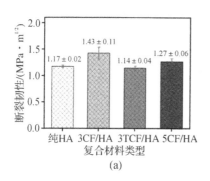 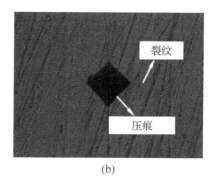

(a)　　　　　　　　　　　　　　　(b)

图 3-24　复合材料断裂韧性和典型压痕图

(a)复合材料断裂韧性;(b)典型复合材料压痕图

表 3-1 给出了不同状态 CF 增强 HA 复合材料的压痕及裂纹情况。3CF/HA 复合材料在压痕角处产生的裂纹最短,3TCF/HA 复合材料在压痕裂角处的裂纹较长,这表明 3TCF/HA 复合材料裂纹增殖能力强,即断裂韧性较差。通过压痕法对复合材料的断裂韧性进行测量是很有必要的。CF 增强 HA 复合材料的断裂韧性还远低于人体骨指标$(2.2-4.6 \text{ MPa·m}^{0.5})$,因此使用此类复合材料作为人体骨组织替代材料还有待于进一步的研究。

表 3-1　不同类型复合材料径向裂纹长度的一半

复合材料类型	径向裂纹长度一半/μm
纯 HA	57.085
3CF/HA 复合材料	44.258
5CF/HA 复合材料	49.522
3TCF/HA 复合材料	59.208

2.复合材料生物活性测试

采用 SBF 来测试生物材料活性的方法已经被广泛应用,它是一种测试生物材料生物活性高效、经济的方法。图 3 - 25 是热压烧结后 CF/HA 复合材料在 SBF 中分别浸泡 1 天和 3 天的 SEM 图。由图 3 - 25(a)(b)可知,将复合材料在 SBF 中浸泡 1 天以后,材料表面生成了类似磷灰石的小颗粒,原始的材料形貌逐渐消失。由图 3 - 25(c)(d)可知,将复合材料在 SBF 中浸泡 3 天后,材料表面的磷灰石层逐渐变得明显,表明 CF/HA 复合材料具有优良的生物活性。此外,本研究通过称量得知,CF/HA 复合材料的质量随着浸泡时间的增加而增加,与原始质量相比,浸泡 1 天后,复合材料质量增量为 0.11%,浸泡 3 天后,复合材料质量增量为 1.48%,这也进一步表明浸泡 3 天的复合材料表面生成了更多的磷灰石,并且生物活性较好,在植入人体后能够更好地与人体骨组织形成良好的结合。

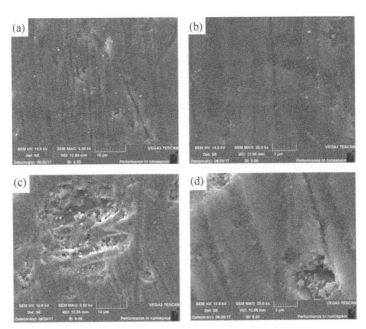

图 3 - 25　CF/HA 复合材料在 SBF 中浸泡后的 SEM 图

(a)SBF 中浸泡 1 天　×5 000;(b)SBF 中浸泡 1 天　×20 000;

(c)SBF 中浸泡 3 天　×5 000;(d)SBF 中浸泡 3 天　×20 000

3.3 可控排布 Si-CF 增强 HA 人工骨

3.3.1 CF 表面 Si 涂层及 Si-CF 增强 HA 复合材料的制备

1.CF 表面磁控溅射法制备 Si 涂层

Si 涂层由于具有较好的生物相容性、无毒性、低热膨胀系数和优良的抗氧化性能等特点,已经被应用于生物材料表面涂层的制备。例如将 Si 涂层应用于金属植入材料表面,可以减少金属植入材料表面磨粒的脱落和金属沉积病的发生。目前制备 Si 涂层的方法主要包括包埋法、溶胶凝胶法和等离子喷涂法、CVD 法和 PVD 法(主要包括磁控溅射法、多弧离子镀)等。其中,由于 PVD 法能够制备纯度较高、与基体附着力良好、膜厚可控性好的金属间化合物涂层,使得 Si 涂层的 PVD 沉积受到了广泛重视。研究认为只要在适当的底材上镀覆微米级厚度的薄膜,就能够使材料表面的性能得到明显改善。而且,进一步研究发现,具有生物惰性的 Si 涂层试样在恶劣的生物化学和机械环境下仍能具有较高的稳定性和耐磨性,甚至存在刺激新骨组织的生长的可能。本实验采用磁控溅射法可以得到连续、致密的 Si 涂层,每分钟沉积厚度可控制在纳米范围内,且溅射完成后采用真空热处理可以有效改善涂层组织结构,减小涂层缺陷。表 3-2 给出了磁控溅射 Si 涂层的基本工艺参数。

表 3-2 磁控溅射的基本参数

靶材纯度	本底真空度	工作气压	氩气流量	功率	溅射时间
99.999%	3.1×10^{-4} Pa	0.7 Pa	31 sfm	160 W	1 h/2 h

注:cfm 表示单位时间输送管道中流过的气体体积。

2.CF/Si/HA 复合材料的制备

常压烧结采用 GSL-1700X 管式炉将上述步骤中得到的正交排布 CF/HA、CF/Si/HA 复合压坯与对比组纯 HA 压坯分别置于 Ar 气氛保护的炉腔内烧结成形,烧结温度分别为 1 000 ℃、1 100 ℃ 和 1 200 ℃,烧结时间均为 20 min,升温和降温速率分别为 5 ℃/min 和 10 ℃/min。常压烧结复合材料的工艺参数曲线如图 3-26 所示。

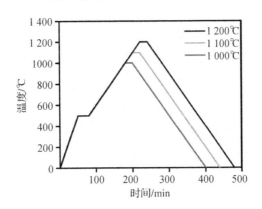

图 3 - 26　常压烧结工艺曲线示意图

3.3.2　常压/热压烧结 Si - CF/HA 复合材料的研究

如图 3 - 27 是 CF 和 Si - CF 的微观形貌及物相成分图,图 3 - 27(a)(b)中,碳纤维表面形貌粗糙,流线型沟槽为硅涂层提供了沉积位置。从图 3 - 27(c)(d)中可以看出,磁控溅射 2 h 后,碳纤维表面覆盖着一层致密连续的 Si 涂层,涂层的平均厚度约为 0.2 μm。图 3 - 27(e)中的 EDS 图表明,Si - CF 主要由 C、O 和 Si 组成。C 来源于碳纤维,Si 来源于硅涂层。进行 XRD 分析以确定所设计涂层的组成[见图 3 - 27(f)]。XRD 的分析结果表明复合材料的物象成分主要为 C、Si 和 SiO_2,这表明 Si - CF 中不存在其他杂质。由于 Si 易氧化,因此 SiO_2 是在制备涂层过程中 Si 和 O_2 的反应产物[118]。研究表明,SiO_2 也具有优异的抗氧化性能[119],它可以填充裂纹,提高涂层的致密性。此外,在烧结过程中,SiO_2 在 400 ℃ 时与 C 反应并还原为 Si。反应式为:$SiO_2 + C \rightarrow Si + CO$ (CO_2)。

图 3 - 28 所示为 CF 和 Si - CF 在单丝拉伸下断裂表面微观形貌图和拉伸强度分布图。从图 3 - 28(a)可看出,碳纤维单丝的断裂面是光滑的,未出现明显的梯状等特征面,这表明碳纤维在拉伸断裂时呈现脆性断裂[120]。相比之下,如图 3 - 28(b)所示,在 Si - CF 表面可以观察到致密、均匀和连续的 Si 涂层。图 3 - 28(c)表明 66% 的 CF 样品拉伸强度分布在 3～4 GPa 的范围内。48% 的 Si - CF 样品的拉伸强度在 3～4 GPa 之间。结果表明,磁控溅射法在碳纤维表面制备硅涂层,碳纤维的抗拉强度略有下降。Si 涂层具有高脆性,断裂应变低,强度低,导致 Si - CF 强度差[118]。此外,与 CF 相比,Si - CF 的抗拉强度略有下降。

CF 的拉伸破坏是从边缘层开始的[120]。纤维的外层首先被破坏,损伤延伸到内部结构,直到纤维最终断裂[120]。为了研究复合材料中 Si-CF 的性能,对包埋在 HA 粉末中的 Si-CF 在烧结过程中的表面形貌和拉伸性能进行表征。如图 3-28(e)所示,在 CF 表面的 Si 涂层中未观察到明显的微裂纹或剥落,纤维的直径变化不大。48% 的 Si-CF-1100E 试样,拉伸强度在 2~3 GPa 范围内;34% 的 Si-CF-1100E 试样,拉伸强度分布在 3~4 GPa 之间。与 Si-CF 相比,Si-CF-1100E 试样的抗拉强度略有下降,这说明由于 Si 涂层的保护,Si-CF 在烧结过程中没有受到严重的损伤。H/Si-CF/HA 复合材料在烧结过程中对 Si-CF 的性能影响不大。图 3-29 所示为 Si-CF/HA 复合材料的 XRD 和 EDS 图。图 3-29(a)表明复合材料中只有 HA 和 β-磷酸三钙(β-TCP)相。TCP 的出现是由于 HA 在 800 ℃ 以上的温度下脱氢生成 β-TCP[110]。HA 在 2θ 为 25.879°、31.773° 和 32.902° 处的特征衍射峰分别为(002),(211)和(300)平面。EDS 分析表明,试样主要由 C,O,Si,Ca 和 P 元素组成[见图 3-29(b)]。Si 和 C 是 Si-CF 的主要元素,P,O 和 Ca 元素是由 HA 基体生成的。

纤维在碳纤维增强 HA 复合材料中的排列是可控正交的,这解决了碳纤维的团聚问题。采用特殊的模具和工艺,可按照设计的层数和排列状态均匀分布在 HA 基体中。纤维在碳纤维增强 HA 复合材料烧结前、后的分布状态如图 3-30(a)(b)所示。纤维在烧结前连续正交地排列在 HA 基体中。相邻光纤之间的距离约为 0.9~1.1 mm。烧结后,纤维间距在图 3-30(c)(d)中没有明显变化。相邻纤维之间的距离为 0.93 mm,这与图 3-30(a)中的结果一致。纤维增强复合材料的性能主要取决于基体的性质和纤维在 HA 基体中的分布状态。图 3-31(a)为 CF/HA 复合材料的 SEM 图。纤维被氧化成不规则的蜂窝状孔隙。因此,碳纤维的增强效果大大降低。无压烧结制备的 Si-CF/HA 复合材料的微观形貌如图 3-31(b)所示。与 CF/HA 复合材料相比,Si-CF/HA 复合材料中的纤维呈现出完整的结构,这是由于复合材料中 CF 表面存在 Si 涂层。由于 HA($\alpha=14\times10^6$℃$^{-1}$)和 CF($\alpha=1\times10^6$℃$^{-1}$)之间的热膨胀系数显著不匹配,纤维与基体之间出现了界面间隙。然而,Si-CF 的表面呈现出粗糙多孔的形貌,这是由 C 和 SiO_2 反应产生的 CO 或 CO_2 逸出所致[121]。如图 3-31(c)所示,在热压烧结的生物复合材料中可以观察到具有完整结构的 Si 涂层碳纤维。与图 3-31(b)中的结果相比,Si-CF 和 HA 基体之间几乎没有发现界面间隙。

热压烧结可有效压缩孔隙,并在一定程度上降低烧结材料的孔隙率[122]。

在高温相形成过程中,热压下施加的力消除了烧结坯中的气孔。HA 颗粒之间的空气被压力挤压。HA 粒子融合在一起。因此,热压烧结比无压烧结产生更致密的组织。

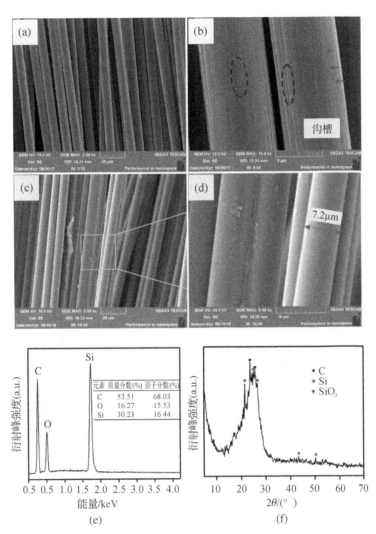

图 3 - 27　CF 和 Si - CF 的微观形貌及物相成分图

(a)(b) CF 的微观形貌;

(c)(d) Si - CF 的微观形貌;

(e) Si - CF 的 EDS 图;

(f) Si - CF 的 XRD 图

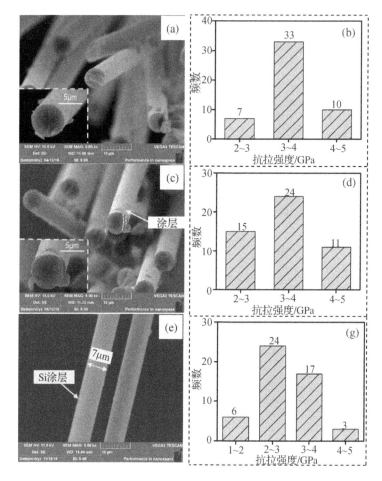

图 3 - 28　CF 和 Si - CF 在单丝拉伸下断裂表面微观形貌图和拉伸强度分布图

(a)(b)CF 单丝拉伸断裂表面微观形貌图和拉伸强度分布图；

(c)(d)Si - CF 单丝拉伸断裂表面微观形貌图和拉伸强度分布图；

(e)(f)包埋在 HA 粉末中的 Si - CF 在烧结过程后的表面微观形貌图和拉伸强度分布图

　　在复合材料烧结过程中，硅涂层具有抗氧化性，以保护碳纤维免受损伤。因此，Si - CF 保持碳纤维增强复合材料的力学性能[123]。此外，在高度密闭的环境下进行热压烧结，抑制了 HA 的热分解，促进了 HA 晶粒的融合。因此，在高温烧结的 Si - CF/HA 复合材料中，Si 涂层和热压烧结的双重效应可以保持良好的强韧化效果，获得致密的复合材料。

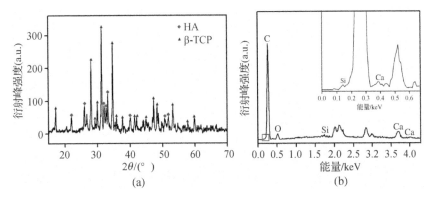

图 3 - 29　Si - CF/HA 复合材料的 XRD 和 EDS 图
(a)XRD 图；(b)EDS 图

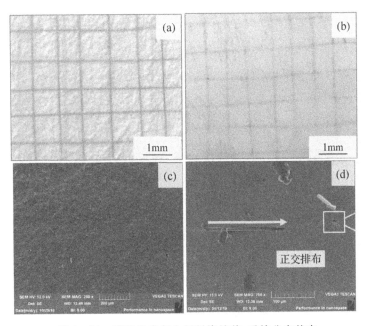

图 3 - 30　碳纤维在复合材料烧结前、后的分布状态
(a)(b)烧结前；(c)(d)烧结后

图 3 - 32(a)(b)所示为复合材料的弯曲强度。H/Si - CF/HA 生物陶瓷的抗弯强度最高,达到 80.97 MPa,是 Si - CF/HA 复合材料的 3 倍。CF/HA 生物陶瓷的抗弯强度为 18.89 MPa。在得到的复合材料中,Si - CF/HA 的弯曲强度最低,为 15.5 MPa。纤维层数对复合材料弯曲强度的影响如图 3 - 32(b)所示。3/Si - CF/HA 生物陶瓷的抗弯强度高于 2/Si - CF/HA 和 4/Si - CF/HA

生物陶瓷。图 3-32(c)描述了 Si-CF/HA 复合材料的硬度。2/Si-CF/HA 复合材料的最大硬度为 92.8 HV，分别比 3/Si-CF/HA 和 4/Si-CF/HA 复合材料高 26.95% 和 49.92%。随着纤维层数的增加，复合材料的致密化程度降低。因此，复合材料的硬度随着层数的增加而降低。与 3/Si-CF/HA 复合材料相比，H/Si-CF/HA 复合材料的硬度提高到 616.9 HV。同样，3/Si-CF/HA 复合材料的断裂韧性在 2.2 MPa·m$^{1/2}$ 处达到峰值。H/Si-CF/HA 复合材料的压缩强度达到（149.36±17.84）MPa，高于莫来石纤维增强 HA 复合材料[124]。压缩强度在人体骨的可接受范围（90～150 MPa）内[125]。复合材料的载荷-位移曲线如图 3-32(f)所示，H/Si-CF/HA 复合材料在最大载荷（12 590.8 N）下发生破坏。破坏前曲线的波动现象可能是由于纤维连接了 HA 基体的不同部分，复合材料中的纤维可以桥接裂纹并阻止其在断裂过程中的扩展。因此，含有更多纤维的复合材料能够承受进一步的开裂。然而，纤维含量的进一步增加也降低了断裂韧性。H/Si-CF/HA 复合材料的断裂韧性为 2.53 MPa·m$^{1/2}$，在人皮质骨的断裂韧性范围（2～12 MPa·m$^{1/2}$）内[125]。

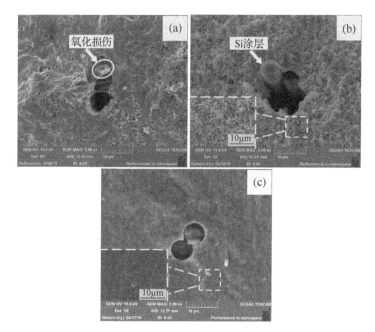

图 3-31　碳纤维在复合材料烧结后的 SEM 图
(a)CF/HA 复合材料微观形貌；
(b)Si-CF/HA 复合材料无压烧结微观形貌；
(c)Si-CF/HA 复合材料热压烧结微观形貌

3.3.3　Si‐CF 增强 HA 复合材料的机理分析

通过上述研究,复合材料的力学性能通过 3 种机制得到改善。首先,纤维的可控排列可以解决纤维的团聚问题,并可按照纤维的设计分布状态进行排列,以匹配承重骨的力学性能。其次,硅涂层可以在烧结过程中为碳纤维提供抗氧化保护。最后,热压烧结改善了 HA 晶粒的熔合和复合材料的致密化程度,同时也显著地缩小了 HA 基体与 Si‐CF 之间的界面间隙。Si‐CF/HA 复合材料增强增韧机理示意图如图 3‐33 所示。采用磁控溅射法制备的碳纤维表面涂覆硅涂层,可以减少纤维与烧结过程中 HA 分解产生的 O_2 的接触。Si 与 O_2 的化学反应生成 SiO_2,可以提高涂层的致密性。因此,Si 和 SiO_2 涂层提供的阻挡层可以阻止 CF 和 O_2 之间的直接接触。这种阻挡层能够抑制 CF 在烧结过程中的氧化损伤[见图 3‐33(a)]。因此,带 Si 涂层的碳纤维在 H/Si‐CF/HA 复合材料中仍保持了良好的力学性能,具有良好的增强效果。其次,碳纤维的可控排布减少了纤维在 HA 基体中的团聚。碳纤维在 HA 基体中均匀分布,增强了碳纤维与 HA 基体的有效接触面积。在断裂过程中,纤维‐基体界面脱黏和纤维拔出会消耗更多的断裂能量[126]。最后,在高温烧结过程中,轴向压力有助于 CF 与 HA 基体的紧密结合。复合材料的孔隙和活化晶界减少,致密化程度提高,从而提高了 H/Si‐CF/HA 复合材料的综合力学性能,其弯曲强度和断裂韧性均能满足承载骨的要求。

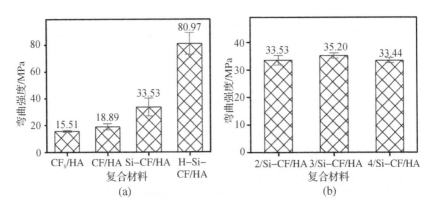

图 3‐32　不同烧结条件下复合材料的力学性能

(a)(b)弯曲强度;

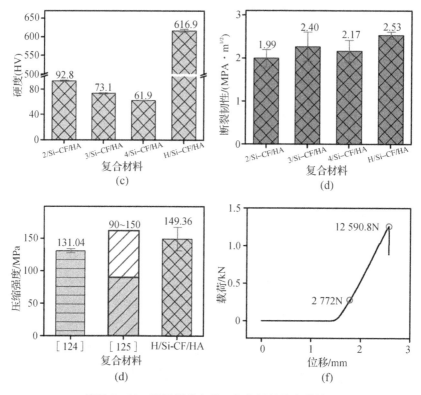

续图 3-32 不同烧结条件下复合材料的力学性能

（c）硬度；（d）断裂韧性；（e）压缩强度；（f）载荷-位移曲线

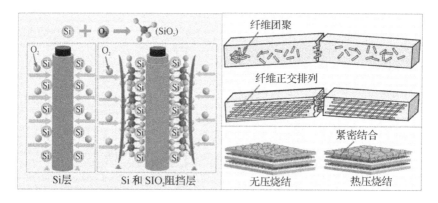

图 3-33 Si-CF/HA 复合材料增强增韧机理图

3.4　本 章 小 结

本章首先设计了纤维可控排布的装置,其中包括静电分丝装置、柔性夹具、铺粉装置、制样模具、纤维排布模具。静电分丝装置实现了纤维的自动化分丝。影响静电分丝效果的主要因素有纤维数目、分丝电压、纤维长度、通电时间以及分丝前纤维的松散状态,其中,纤维的松散程度是最重要的影响因素。纤维数目越少、通电时间越长、纤维束越松散,静电分丝效果越佳,对应复合材料力学性能最佳的纤维长度范围为 40～50 mm。"柔性"夹具实现了单丝纤维的夹持,有效避免了纤维夹持不上或过夹持(易损伤纤维)现象;铺粉装置能够按照设计好的轨迹运动,实现了 HA 粉体的连续、均匀落下;完成了制样模具设计与加工,可进行一定纤维层数的排布;单丝纤维拉伸装置,测试并记录单丝纤维的拉伸力学性能。通过所设计的可控排布装置制备了不同层数、角度、数目的 CF 增强 HA 复合材料试样,实现了 CF 在基体中的可控排布,解决了"团聚"现象。

为了研究纤维性能和表面状态对 HA 的强韧机理,采用实验室自制模具实现了纤维在 HA 基体中的多层正交排布,并通过高温热压烧结法在 1 000 ℃,15 MPa,15 min 的条件下分别制备了 CF 和 TCF 增强 HA 复合材料。结果表明,CF 在高温下的拉伸强度比 TCF 高,因此 CF/HA 复合材料的力学性能优于 TCF/HA 复合材料。当 3 层 CF 作为增强材料时,复合材料(3CF/HA)的弯曲强度和断裂韧性分别为 (16.57 ± 0.90) MPa 和 (1.43 ± 0.11) MPa・$m^{0.5}$,与纯 HA 相比提高了 16.77% 和 22.22%。同时将热压烧结后的 CF/HA 复合材料在 SBF 中分别浸泡 1 天和 3 天,与原始质量相比,浸泡 1 天后复合材料质量增量为 0.11%,浸泡 3 天后复合材料质量增量为 1.48%,进一步表明浸泡 3 天的复合材料表面生成了更多的磷灰石,并且生物活性较好,在植入人体后能够更好地与人体骨组织形成良好的结合。

为了促进碳纤维(CF)增强羟基磷灰石(HA)生物陶瓷作为载荷骨替代品的最佳应用,采用了磁控溅射法在 CF 表面制备 Si 涂层,并通过无压烧结和热压烧结,制备了可控制的 Si 涂层 CF(Si-CF)。根据设计的层和方向,使用特殊的模具和技术,均匀地将分布在 HA 矩阵中。结果表明,均匀和连续 Si 涂层厚度约为 0.2 m,覆盖了 CF 表面。3 层 Si-CF 增强 HA(3Si-CF/HA)的抗弯强度为 33 MPa,比 3 层 CF 增强 HA(3CF/HA)生物陶瓷高出 45%。采用热压烧结(H/Si-CF/HA)制备的 3 层 Si-CF 增强 HA 生物复合材料,弯曲强度为 80.9 MPa,是 3CF/HA 生物陶瓷的 5 倍以上。H/Si-CF/HA 的相应断裂韧性为 2.53 MPa・$m^{1/2}$,比 3Si-CF/HA 复合材料高 27.14%。与 CF 增强的 HA

相比,Si 涂层 CF 可以减少 CF 和 HA 分解产生的 O_2 之间的接触,Si 和 O_2 之间的化学反应产生 SiO_2,Si 和 SiO_2 涂料所提供的屏障层可以防止 CF 在烧结过程中氧化损伤,并保持 CF 的原始加固和增韧效果。在高温下,在 H/Si – CF/HA 复合材料中,轴向压力增强了 CF 与 HA 矩阵之间的键,降低了复合材料的孔隙和活化晶粒边界,提高了其含量。因此,H/Si – CF/HA 复合材料的弯曲强度和断裂韧性已改进并能够满足承重的要求。

第4章 碳纳米管及晶须增强羟基磷灰石人工骨

碳纳米管(Carbon Nanotube,CNT)在1991年的时候第一次被科学家们所发现[127]。它具有高强度、高弹性模量和优良的导热导电性等优点,因此采用CNT作为增强材料制备CNT/HA复合材料的研究引起了多数学者关注[128-129]。卢志华等[130]在氮气气氛保护下通过热压烧结法制备了CNT/HA复合材料,结果发现,与纯HA比较,添加CNT后复合材料的弯曲强度和断裂韧性均有明显的提高。Wei W等[131]采用放电等离子烧结法在两步烧结工艺下制备了多孔CNT/HA复合材料,并将制备的复合材料植入大鼠股骨,结果表明,复合材料具有良好的生物性能。以上研究说明,CNT作为增强材料能够在一定程度上提高纯HA的力学性能,同时在骨生长环境中有着相当好的生物相容性。

碳化硅晶须(SiC_w)作为一种具有高抗拉强度、弹性模量及良好热稳定性的增强体材料已经被广泛应用于陶瓷材料领域[132]。SiC_w增强陶瓷基复合材料发生断裂时,晶须在基体中的拔出、桥接、剥离及裂纹偏转等机制使得复合材料产生的应变减小,强韧效果明显[133-134]。Shuang Li等[135]以SiC_w为增强体来增强反应烧结SiC复合材料并对其进行了性能测试。结果表明,SiC_w对复合材料具有明显的增韧作用,并当添加晶须含量为20%时复合材料断裂韧性最优,其值达到了$4.2\ MPa \cdot m^{1/2}$。Laura Silvestroni等[136]通过研究SiC_w及短切纤维含量对ZrB_2基复合材料性能的影响,发现添加SiC_w以后复合材料的断裂韧性提高了原来的30%~50%,增韧效果明显。另外,还有相关研究表明在利用SiC作为增强相时,可以较大幅度的提高复合材料的强韧效果,改善复合材料的断裂机制。这就进一步证明以SiC作为增强体材料可以有效地提升复合材料的力学性能。

为改善纯HA强度低、脆性大的缺点,本章分别引入增强材料CNT和SiC_w对其进行增强、增韧。通过对HA进行Mg^{2+}掺杂制备Mg-HA粉体,采用常压烧结法制备CNT强韧Mg-HA复合材料。采用水热合成法制备HA粉体并在其中添加SiC_w,实现均分分散的SiC_w-HA复合体的制备,并对其力学性能和生物性能进行研究。

4.1 CNT 增强 HA 人工骨

在 CNT 强韧 HA 复合材料的制备过程中,HA 在高温下的脱羟分解导致增强材料氧化是使复合材料力学性能未能达到人体骨性能指标相匹配的重要原因之一。改善 HA 的烧结性能,使其在较低的烧结温度下获得较高的力学性能是解决这一问题的关键技术。本节研究主要通过水热合成法制备 Mg 掺杂 HA 改善 HA 的烧结性能,研究 Mg^{2+} 掺杂含量对 Mg – HA 粉体形貌、结构和烧结性能的影响。

CNT 和基体之间热膨胀系数不匹配会导致基体和 CNT 结合较差,影响其增强增韧效果。为了缓解 CNT 和基体之间热膨胀系数不匹配问题,分别采用电化学沉积法和电化学沉积复合生物矿化法在 CNT 表面制备了生物活性 HA 涂层,最终基于低温、常压烧结工艺在较低的烧结温度下制备了 CNT 强韧 Mg 掺杂 HA 复合材料,研究了 CNT 添加含量、常压烧结温度、CNT 表面生物活性涂层对 CNT/Mg – HA 复合材料弯曲强度、断裂韧性、弹性模量等力学性能的影响规律。

4.1.1 CNT 表面 nHA 涂层的制备

1. CNT 的表面改性

本研究采用浓 H_2SO_4 和浓 HNO_3,以 3∶1 的比例对 CNT 进行表面改性,图 4 – 1 所示为原始 CNT 和浓 H_2SO_4 与浓 HNO_3 改性之后 CNT 的 SEM 图。由图 4 – 1(a)(b)可知,酸处理前的 CNT 表面呈现细管状,其直径主要分布在 20~60 nm 之间。从纳米管的分散性来看,在酸处理前,CNT 的团聚现象很严重,在较小的放大倍数下[见图 4 – 1(a)]团聚的 CNT 看起来类似于片状结构。如图 4 – 1(c)(d)所示,与未处理 CNT 相比,酸处理后纳米管的形态变化不大,依然为细管状结构,但可以看出其分散性明显被改善,酸处理后纳米管的团聚现象减小了,并且从图 4 – 1(c)中可以看到小部分的纳米管长度有所减小,这可能是酸处理后纳米管之间缠绕聚集的状态被打乱导致的。CNT 分散性的改善将有利于 nHA 涂层在其表面均匀的沉积,同时,也能够改变其在复合材料中的分布状态,在相同含量下提高其与基体之间彼此接触的表面,可大幅度发挥其增强增韧作用。

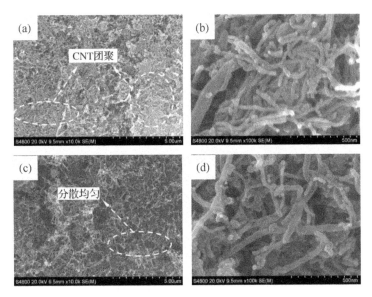

图 4 - 1　CNT 处理前后 SEM 图

(a) 未处理 CNT　× 10 000；(b) 未处理 CNT　× 100 000；
(c) 酸处理 CNT　× 10 000；(d) 酸处理 CNT　× 100 000

2. CNT 表面电沉积 nHA 涂层

酸处理后的 CNT 能够在电沉积过程中保持均匀分散的状态,从而增加其与电解液的接触面积,使得 nHA 涂层均匀地沉积在其表面,另外,酸处理后 CNT 表面的含氧官能团也能够在电沉积过程中诱导 Ca^{2+} 向其表面移动,从而使 nHA 涂层沉积在 CNT 表面。图 4 - 2 所示为沉积时间为 60 min,沉积电流密度分别为 2 mA/cm^2,5 mA/cm^2,8 mA/cm^2 时,CNT 表面涂层 SEM 图以及涂层 EDS 图。从图 4 - 2(a)～(c)中可以看出,无论沉积电流密度大小如何,涂层的主要基本形貌组元都是纳米针状晶粒和米粒状晶粒,只是涂层的堆积方式会随电流密度的改变而发生变化。当电流密度为 5 mA/cm^2 的时候,涂层堆积方式为花簇状,并且在 CNT 表面均匀覆盖。当沉积电流为 2 mA/cm^2 时,CNT 表面涂层形貌不均匀,既有针状的晶粒,也有堆积在一起的大小不统一的花簇状晶粒。当电流密度为 8 mA/cm^2 时,涂层主要由米粒状晶粒组成,几乎很少看到堆积在一起的花簇状涂层。此外,可以看出,随着沉积电流的增加,涂层的致密程度先增加后降低。这是因为在较低的电流密度下(2 mA/cm^2),整个电解液的动能比较小,此时,电解液中离子的运动速率也就相对较慢,因而导致涂层沉积效率低、致密化程度低;随着电流密度增加至 5 mA/cm^2,电解液中离子运动速率逐渐增加,此时,涂层的沉积效率增加,对应的涂层沉积量和致密程度也增加;但是,当电流密度过大的时候(8mA/cm²),离子运动速率过快,可能会导致已沉积的涂层出现脱落现象。本研究采用 EDS 对 CNT 表面的涂层成分进行检测表征,图 4-2(d)为涂层 EDS 测试结果。经过计算涂层元素的 $n_{Ca}:n_P$ 可知,电化学沉积法在 CNT 表面所制备涂层的 $n_{Ca}:n_P$ 为1.65,这与 HA 中的 $n_{Ca}:n_P$ 基本接近,因此可以判断本研究所制备的涂层成分为 nHA 涂层。本节在研究不同沉积电流密度对 CNT 表面沉积 nHA 涂层影响的基础上,进一步研究了沉积时间对 CNT 表面 nHA 涂层形貌的影响,结果表明,采用短时间的电化学沉积法(15 min)能够先在 CNT 表面获得一定的形核点。

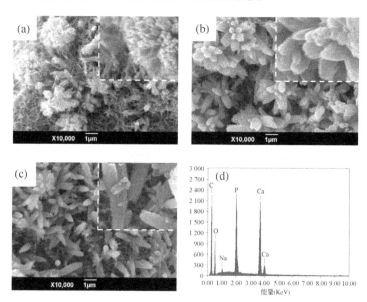

图 4-2 不同沉积电流下涂层 SEM 图和涂层 EDS 图

(a) 沉积电流密度为 2 mA/cm² 下涂层 SEM;(b) 沉积电流密度为 5 mA/cm² 下涂层 SEM;
(c) 沉积电流密度为 8 mA/cm² 下涂层 SEM;(d) 涂层 EDS

综上所述,由于 CNT 表面进行了酸处理,其分散性变好,并且可能在其表面产生了一些含氧官能团,这二者的共同作用使得后期电化学沉积过程中 nHA 涂层均匀地沉积在了 CNT 表面。通过 SEM 测试结果可以看到,本研究成功地采用电化学沉积法在 CNT 表面制备出了以米粒状晶粒堆积成花簇状结构的 nHA 涂层。

3.CNT 表面生物矿化法制备 nHA 涂层

电化学沉积法的研究结果表明,采用此类方法在 CNT 表面制备的涂层晶粒过大,没有使涂层均匀地包覆在纳米管表面,这将不利于后期复合材料的制备,从而会降低 CNT 的增强增韧效果。为了使 CNT 表面 nHA 均匀地生长,本节首先设计采用电化学沉积法在较短的时间(15 min、30 min)内,在 CNT 表面沉积一些尺寸较小的 nHA 晶粒,使其在 CNT 表面形成形核点,然后利用生物矿化法在 CNT 表面均匀地生长 nHA 涂层。在用生物矿化法制备 nHA 涂层的过程中,由于 SBF 的离子浓度远大于电沉积电解液中的离子浓度,因此 SBF 溶液中有更多的 Ca^{2+} 和 PO_4^{3-},高的离子浓度也会使得涂层在沉积过程中离子的碰撞概率越高,换句话说,离子的活化能也就更高。这将为后期 nHA 涂层的形核和生长提供更大的机会。

图 4 - 3 所示为电化学沉积时间分别为 15 min,30 min 时,CNT 在 SBF 溶液中浸泡 1 天的涂层形貌。与单一的电化学沉积法制备涂层比较,采用电化学沉积与生物矿化结合的方法可以使 nHA 涂层均匀地包覆在 CNT 表面,并且涂层的晶型明显变小了,变为主要是由颗粒状组成。由图可知,沉积 15 min 后,采用生物矿化法在 CNT 表面制备的 nHA 涂层由一些小颗粒组成,小颗粒包覆在 CNT 表面。从图 4 - 3 中可以看出,当沉积时间增加至 30 min 时,CNT 表面已经沉积了一定形貌的涂层,这使得在生物矿化过程中,已沉积的涂层发生了水解。从图 4 - 3(d)中也可以看出此时涂层主要由一些松散的棒状晶粒杂乱的堆积而成。

CNT 表面 nHA 涂层的制备主要涉及两个连续的过程,即晶粒的形核和晶粒的生长。晶粒的形核过程主要由 CNT 表面对 Ca^{2+} 吸引效率所控制。在本节的研究中,由于首先对 CNT 进行了酸氧化处理,这种处理方式可能会在 CNT 表面产生一些类似于羟基或者羧基类的含氧官能团,这些产生的官能团将会与 Ca^{2+} 之间通过静电作用相互吸引,从而使得 CNT 表面强烈、有效地捕获 Ca^{2+},诱导 nHA 涂层在 CNT 表面的生长。在电化学沉积过程中,CNT 表面已经生长了一部分小的晶粒,因此,生物矿化过程中,高的 SBF 溶液浓度将极大地诱导 nHA 涂层的进一步生长,促成了 CNT 表面 nHA 涂层的沉积。

4.1.2　nHA - CNT/Mg - HA 复合材料的制备

1. 水热合成 Mg - HA 粉体

实验采用水热合成法制备 Mg 掺杂含量分别为 5%,10%,20%,50% 的 Mg - HA 粉体,其对应的命名分别为 0.5Mg - HA,1Mg - HA,2Mg - HA,5Mg - HA。水热合成温度为 170 ℃,水热时间为 24 h,溶液 pH 值为 10.00±0.02。图 4 - 4 所示为不同 Mg 掺杂含量粉体的 SEM 图。显微照片清楚地显示了粉体在不同 Mg 掺杂含量下的形态和尺寸。

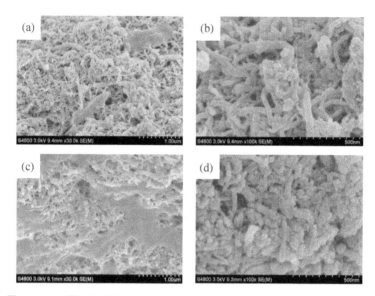

图 4-3　不同沉积时间下 SBF 中浸泡 1 天生物矿化 nHA 涂层的 SEM 图
(a) 沉积时间 15 min 下涂层 × 30 000；(b) 沉积时间 15 min 下涂层 × 100 000；
(c) 沉积时间 30 min 下涂层 × 30 000；(d) 沉积时间 30 min 下涂层 × 100 000

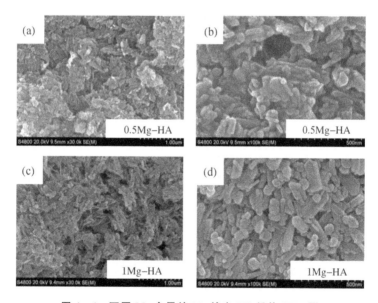

图 4-4　不同 Mg 含量的 Mg 掺杂 HA 粉体 SEM 图
(a) 0.5Mg-HA 粉体 × 30 000；(b) 0.5Mg-HA 粉体 × 100 000；
(c) 1Mg-HA 粉体 × 30 000；(d) 1Mg-HA 粉体 × 100 000

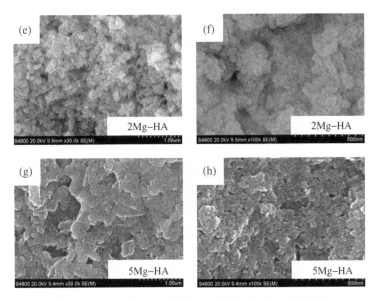

续图 4 - 4　不同 Mg 含量的 Mg 掺杂 HA 粉体 SEM 图

(e) 2Mg - HA 粉体　× 30 000；(f) 2Mg - HA 粉体　× 100 000；
(g) 5Mg - HA 粉体　× 30 000；(h) 5Mg - HA 粉体　× 100 000

由图 4 - 4(a)(b)可知，当 Mg 掺杂含量为 5%时，0.5Mg - HA 粉体的形貌主要为大小不一的短棒状晶粒，此时，样品表现出明显的团聚现象。随着 Mg 含量增加到 10%[见图 4 - 4(c)(d)]，可以观察到 1Mg - HA 的粒度范围从 20~60 nm，样品表现出了与 0.5Mg - HA 类似的形貌，即短棒状，但可以看到样品的团聚现象明显有所减小。此外，可以发现此时样品尺寸明显增大，轮廓也更加清晰。当 Mg 含量为 20%时[见图 4 - 4(e)(f)]，样品在形貌上极大的差异被观察到，由短棒状晶粒变成了规则的球形颗粒，球形颗粒的尺寸约为 20~30 nm。当 Mg 含量增加至 50%时[见图 4 - 4(g)(h)]，与 2Mg - HA 粉体相比，5Mg - HA 在形态上没有显著的变化，但样品大小发生了明显的改变，此时所有粉体的形貌都表现出微小的纳米球形粒子聚集体，球形颗粒尺寸范围约为 10~30 nm，样品的团聚现象也明显增加。

图 4 - 5 所示为 Mg - HA 粉体的 XRD 图。由图可知，Mg 掺杂 HA 粉体的 XRD 图谱与经典的 HA(根据 XRD 09 - 0432)标准图谱几乎没有任何差异，典型的 HA 峰位均出现，从图中未观察到除 HA 之外的其他额外峰，这表明本研究采用水热合成法所制备的 Mg 掺杂 HA 粉体的晶体结构没有因掺杂过程而改变，本课题组在之前的研究结果也证实了这一点[137]。此外，与采用相同工艺方法所制备的 HA 粉体相比[137]，可以发现 Mg 掺杂 HA 粉体的 XRD 峰逐渐变

宽、变弱且强度降低,这可能是由于 Mg^{2+} 逐渐替代 Ca^{2+} 使 HA 晶格紊乱所导致的。

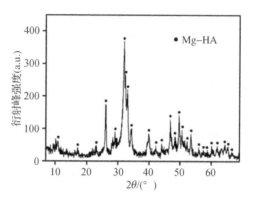

图 4-5　Mg 掺杂 HA 粉体的 XRD 图

　　为了研究 Mg 掺杂对 HA 热稳定性的影响,本研究采用 TG-DSC 曲线对 Mg-HA 粉体的热稳定性能进行了表征。图 4-6 所示为 2Mg-HA(20%Mg 掺杂 HA)粉体的 TG-DSC 曲线。测试过程中,样品被放在 N_2 气氛保护下并以 10 ℃/min 的速率进行加热。当温度从室温上升到 1 300 ℃时,从 TG 曲线中可以观察到一系列的质量损失。对应于 2Mg-HA 粉体的质量损失为 2.71%,这表明粉体在这个过程中发生了化学成分转变。从图 4-6 的 DSC 曲线中可以看到,在 200~500 ℃之间,粉体在 423.4 ℃出现了较强的吸热峰,同时这一阶段粉体质量减小,这可能是由于磷灰石晶格中的 PO_4 取代了 H_2O 导致了晶格水损失[138]。在 800~1 000 ℃区域附近可以看到 2Mg-HA 粉体的第二个吸热峰,这主要是由在这个过程中 2Mg-HA(20%Mg 掺杂 HA)开始出现脱羟基反应,损失了 OH—导致的,此时样会发生脱羟基反应生成 β-TCP[139]。在 1 000~1 300 ℃之间,粉体出现了一个宽的吸热峰,表明在这个过程中 2Mg-HA 粉体的分解程度进一步加深,此时对应于样品分解转变为 β-TCP[140]。由图可知,实验所制备的 2Mg-HA 粉体的热分解温度大约在 908.1 ℃,本课题组前期在相同实验条件下采用水热合成法制备了纯 HA 和 1Mg-HA(10%Mg 掺杂 HA)粉体,经过测试分析获得的热分解温度分别为 612.8 ℃和 742.8 ℃[137]。本研究制备得到的 2Mg-HA 粉体的热分解温度与本课题组前期制备的 HA 相比提高了 295.3 ℃,与 1Mg-HA 相比提高了 165.3 ℃。这间接证明通过 Mg 的掺杂使得 HA 的热稳定性发生了改变。这也进一步证明 Mg 被掺杂进入了 HA 晶格,因为 Mg 在磷灰石上的表面吸附是不会影响 HA 的分解温度。此研究结果将会对后期 HA 基复合材料的制备奠定一定的基础。

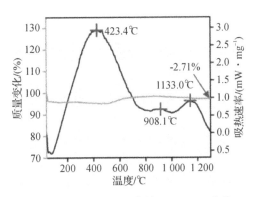

图 4 - 6   Mg - HA 粉体的 TG - DSC 曲线

图 4 - 7 所示为不同镁掺杂含量的 CNT 增强 Mg 掺杂 HA 基复合材料在相同烧结工艺条件(800 ℃)下常压烧结后的 SEM 图。由图可知,不论 Mg 掺杂含量如何变化,复合材料在烧结后基体都发生了融合现象,松散的 Mg - HA 粉体边界开始相互融合,原始的类似于图 4 - 4 的粉体轮廓已然消失不见。虽然从图 4 - 7(a)中大倍数下的 SEM 图中可以看出 0.5Mg - HA 基体发生了融合,但从图中的小倍数下 SEM 图中可以明显地看到复合材料发生了开裂现象。这种开裂现象将会对复合材料的力学性能产生极其恶劣的影响,同时会在复合材料中以缺陷的形式存在。在复合材料弯曲强度和断裂韧性的测试过程中,裂纹的发生和扩展将会首先从这种开裂的区域发生,并使复合材料发生破坏和失效,从而限制此类复合材料在人工骨植入体方面的广泛应用。此外,从图 4 - 7(b)(d)中可以看出,1Mg - HA 和 5Mg - HA 复合材料在烧结后基体的断面也出现了类似于 0.5Mg - HA 基体的开裂现象,图 4 - 7(c)显示 2Mg - HA 在烧结后断面较为平整,没有明显的开裂。因此,以 2Mg - HA 粉体作为基体材料,研究其在不同工艺条件下烧结后的力学性能具有重要意义。

2. 工艺参数对 CNT/Mg - HA 复合材料力学性能的影响

图 4 - 8 所示为 CNT 含量为 1% 时,分别在 700 ℃、800 ℃、900 ℃烧结温度下 CNT/2Mg - HA 复合材料的体积收缩和烧结后复合材料照片。由图 4 - 8(a)可以看出,在其他烧结工艺相同的条件下,烧结温度对 CNT/2Mg - HA 复合材料的体积收缩影响极大。当烧结温度为 700 ℃时,复合材料在烧结后体积收缩了(6.04±0.74)%,这主要是由烧结前复合材料中的水分在高温下的蒸发导致的。当烧结温度增加到 800 ℃时,CNT/2Mg - HA 复合材料的体积收缩了(30.46±0.74)%,收缩量为 700 ℃时的近 5 倍,这一阶段对应的收缩除了复合材料中水分的蒸发以外,可能也对应于 2Mg - HA 基体的脱羟反应发生。此外,

在 800 ℃时随着烧结温度的提高,材料中的反应活性也被大大提高,这会促进复合材料中晶粒的融合,使复合材料密度的增加,从而导致其致密性大大提高,对应的体积收缩量也增加。随着烧结温度进一步增加至 900 ℃,CNT/2Mg－HA 复合材料的体积收缩量也进一步增加到了(40.51±0.62)%,与 800 ℃相比,增加了 32.99%,温度的升高使得复合材料内部晶粒之间的反应活性进一步提高,晶粒运动速率加快,彼此相互融合使得复合材料收缩。从图 4－8(b)可以看出,随着烧结温度从 700 ℃增加至 900 ℃,CNT/2Mg－HA 复合材料在烧结后的颜色明显改变,尤其是 900 ℃时,复合材料已经从原始的黑色变成了灰色,这种颜色的变化也可以侧面反映复合材料中发生了一系列的反应。在烧结前,由于 CNT 的加入,CNT/2Mg－HA 复合压坯呈现出的颜色是黑色,当复合材料在 700 ℃下烧结时依然是黑色,表明此时的 CNT 并没有受到损害。800 ℃时复合材料原始的黑色轻微有些变化,表明这时候复合材料内部发生了化学反应,对应图 4－6 的 TG－DSC 分析,可以知道在 800 ℃附近 2Mg－HA 基体材料会开始发生脱羟反应,这可能会使得 CNT 被轻微氧化,对应于复合材料烧结后颜色的改变。当温度为 900 ℃时,复合材料颜色变化明显,黑色已经不复存在,这是因为 2Mg－HA 基体的脱羟反应加剧使得增强材料 CNT 被严重氧化,当黑色的 CNT 被氧化后复合材料的颜色会发生明显的改变。

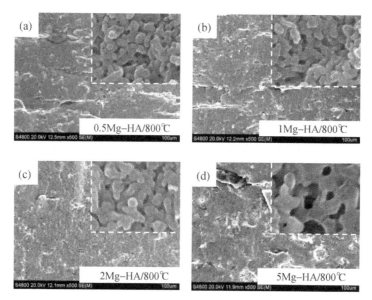

图 4－7 Mg 掺杂 HA 粉体烧结后 SEM
(a) 0.5Mg－HA 粉体烧结后 SEM;(b) 1Mg－HA 粉体烧结后 SEM;
(c) 2Mg－HA 粉体烧结后 SEM;(d) 5Mg－HA 粉体烧结后 SEM

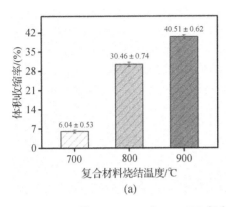
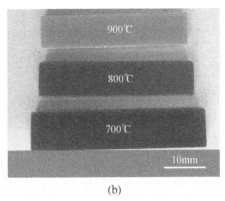

(a)　　　　　　　　　　　　　　　(b)

图 4 - 8　CNT/2Mg - HA 复合材料体积收缩图和烧结后照片
（a）复合材料烧结前后体积收缩图；（b）复合材料烧结后照片

　　为进一步研究在烧结过程中温度对 CNT/2Mg - HA 复合材料组成成分的影响，对 900 ℃ 下烧结后 CNT/2Mg - HA 复合材料的物相组成进行了检测。图 4 - 9 所示为 900 ℃ 烧结后复合材料的 XRD 图。由图可知，XRD 图中主要有来自基体的 C 峰和磷酸三钙（$Ca_3(PO_4)_2$）峰，这表明在 900 ℃ 下复合材料中 2Mg - HA 基体发生了脱羟基反应，由于本研究在 900 ℃ 下将复合材料保温了 2 h，这使得 2Mg - HA 基体充分分解并氧化 CNT，与图 4 - 8(b) 中 900 ℃ 时复合材料颜色逐渐变浅结果相一致。

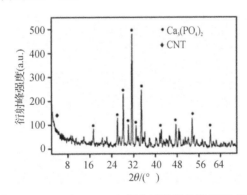

图 4 - 9　CNT/2Mg - HA 复合材料烧结后 XRD 图谱

　　图 4 - 10 所示为不同烧结温度下复合材料的弯曲强度和弹性模量变化图。从图中可以看出，CNT/2Mg - HA 复合材料的弯曲强度和弹性模量呈现出了相同的趋势，都是随着温度的升高而升高。从图 4 - 10(a) 可以看出，在 700 ℃、800 ℃、900 ℃ 时，CNT/2Mg - HA 复合材料的弯曲强度分别为（10.91±0.60）

MPa、(24.24±0.41)MPa 和(32.80±1.67)MPa,这是由于烧结温度的提高促进了晶粒的融合。在弯曲试验过程中,晶粒之间融合性越好,材料发生失效时所需的力就越大,因而复合材料的弯曲强度也就越大。从图 4-10(b)中可以看出,CNT/2Mg-HA 复合材料在 700 ℃、800 ℃、900 ℃ 时对应的弹性模量分别为(0.64±0.05)GPa、(1.26±0.12)GPa、(1.39±0.11)GPa,一般情况下,材料的弹性模量是用来评估其能够抵抗的弹性变形大小的参数,对应于 CNT/2Mg-HA 复合材料,可以侧面反映其材料内部晶粒之间的结合强度。本课题组前期的实验结果[137]证明了在 700 ℃下 2Mg-HA 基复合材料中晶粒基本不融合,彼此之间还是以颗粒状存在,因此当其受到外界的作用力时,弹性变形较小,复合材料就容易断裂。

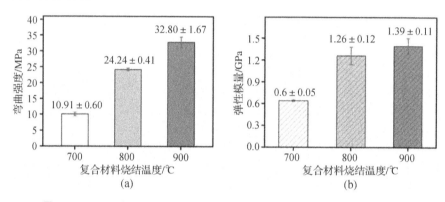

图 4-10　CNT/2Mg-HA 复合材料在不同温度下的弯曲强度和弹性模量
(a) CNT/2Mg-HA 复合材料弯曲强度;(b) CNT/2Mg-HA 复合材料弹性模量

图 4-11 所示为不同烧结温度下复合材料的硬度变化图和断裂韧性变化图。由图可以看出,CNT/2Mg-HA 复合材料的硬度和断裂韧性随着温度的上升都是先增加后降低,当温度为 800 ℃时,CNT/2Mg-HA 复合材料的硬度和断裂韧性都达到了最大值,分别为(126.6±0.9)HV 和(2.42±0.05)MPa·m^{1/2},与 700 ℃相比分别提高了 150.69% 和 66.89%。造成这一现象的原因依然是较高的烧结温度使复合材料致密化程度增加。900 ℃ CNT/2Mg-HA 复合材料的硬度和断裂韧性值与 800 ℃时相比,分别下降了 12.79% 和 7.02%,可以看出温度的升高并没有使复合材料的性能指标增加,这主要是因为在高温下 2Mg-HA 发生了脱羟基反应,使得所加入的增强材料 CNT 被氧化,复合材料中的 CNT 被氧化后,原来 CNT 的位置将会出现孔洞,这些孔洞会在复合材料中以缺陷的形式存在,造成复合材料致密化程度降低。进行压痕实验时,当仪器打点在

这些孔洞缺陷处时,就会出现硬度较低的现象。此外,这些孔洞的存在也会使
CNT/2Mg-HA 复合材料的裂纹扩展能力增强,在相同的实验条件下,其裂纹
长度会明显高于其他材料,因此在 900 ℃时复合材料出现了较低的断裂韧性值。

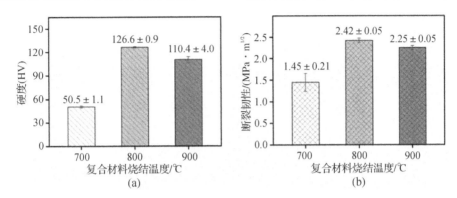

图 4-11　CNT/2Mg-HA 复合材料在不同温度下的硬度和断裂韧性
（a）CNT/2Mg-HA 复合材料硬度;（b）CNT/2Mg-HA 复合材料断裂韧性

　　为获得综合力学性能优异的人工骨复合材料,我们在研究烧结温度对
CNT/2Mg-HA 复合材料力学性能影响的基础上,探究了 CNT/2Mg-HA 复
合材料中 CNT 含量和 nHA 涂层对其力学性能的影响规律。

　　图 4-12 所示为烧结温度为 800 ℃时,不同含量 CNT 增强 Mg-HA 复合
材料以及带 nHA 涂层 CNT 增强 2Mg-HA 复合材料烧结前、后的体积收缩
图。从图中可以看出,随着 CNT 含量的增加,CNT/2Mg-HA 复合材料在烧结
后的体积收缩量呈现减小的趋势。不加 CNT 时复合材料的体积收缩量达到了
最大值（33.09±0.58）%;当 CNT 含量增加至 0.5%、1%、2%、3%时,CNT/
2Mg-HA 复合材料的体积收缩量分别减小至（32.24±0.52）%、（30.46±
0.74）%、（22.25±0.47）%和（19.23±1.01）%。这主要是由 CNT 与 2Mg-
HA 之间热膨胀系数不匹配所导致的。当烧结进行时,复合材料中水分的蒸发
和晶粒的融合会使其产生体积收缩现象,但 CNT 被加入复合材料中之后,由于
CNT 的热膨胀系数小于基体的热膨胀系数,在高温冷却的过程中,热膨胀系数
相对大一些的 2Mg-HA 基体将会产生大的体积收缩量,在此过程中承受的热
残余应力主要是拉应力,而热膨胀系数相对较小的 CNT 在此过程中产生的体
积收缩量也相对较小,因此其在这个过程中主要承受的热残余应力为压应力。
当 CNT 存在于复合材料中时,会在一定程度上阻碍复合材料的收缩,其含量越
大,CNT/2Mg-HA 复合材料在收缩时受到的阻力也就越大,因此收缩量也就

越小。当在 CNT 表面制备与基体材料热膨胀系数差异不大的 nHA 涂层时,二者之间的热残余应力也就小了。因此,带 nHA 涂层的 CNT 增强 2Mg－HA 复合材料时产生的体积收缩量有所增加。

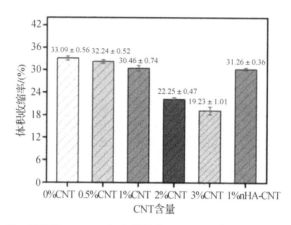

图 4－12　CNT/2Mg－HA 复合材料在不同 CNT 含量下的体积收缩图

图 4－13 所示为 CNT/2Mg－HA 复合材料的弯曲强度和弹性模量随 CNT 含量和带 nHA 涂层的变化图。从图 4－13(a)中可以看出,CNT 的加入使得复合材料弯曲强度呈现了降低趋势,且 CNT 含量越大,CNT/2Mg－HA 复合材料弯曲强度越低。主要有两方面原因:首先是 CNT 和 2Mg－HA 基体之间热膨胀系数不匹配,本课题组前期的研究[141]已经证明了这种热膨胀系数不匹配会导致复合材料中增强材料和基体之间烧结后界面间隙变大,从而降低复合材料力学性能;其次,当 CNT 含量过大时,会在复合材料中产生团聚现象,这对复合材料的力学性能也会有灾难性的破坏。可以看出,当 CNT 含量为 1% 时,采用带 nHA 涂层的 CNT 作为增强材料,nHA－CNT/2Mg－HA 复合材料的弯曲强度达到了最大值(30.77±0.35)MPa,与纯 2Mg－HA 相比,提高了 9.31%,与相同含量下不带涂层的 CNT 强韧 2Mg－HA 复合材料相比,提高了 26.94%。这进一步说明在 CNT 表面制备 nHA 涂层能够有效地缓解其与基体材料之间热膨胀系数不匹配的问题,从而提高复合材料弯曲强度。从图 4－13(b)中复合材料弹性模量的变化趋势可以看到,在烧结温度相同的情况下,CNT 含量为 1% 时,复合材料的弹性模量大于含量为 0.5%,2% 和 3%。这表明 1%CNT 的加入对复合材料弹性模量的提高是有利的,1%CNT/2Mg－HA 复合材料在受到外界作用力时具有较大的弹性变形能力。当采用带 nHA 涂层的 CNT 作为增强材料时,1%nHA－CNT/2Mg－HA 复合材料的弹性模量同样也达到了最大值

(1.33 ± 0.06)GPa,与纯 2Mg-HA 相比,提高了 27.88%,与 1%CNT/2Mg-HA 复合材料相比,提高了 5.56%,这进一步证明了 nHA 涂层 CNT 具有良好的强韧效果。

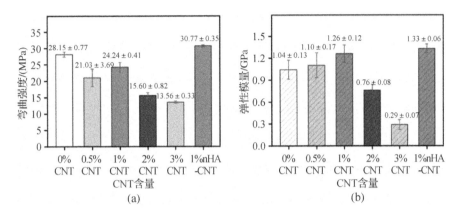

图 4-13　CNT/2Mg-HA 复合材料在不同 CNT 含量下的弯曲强度和弹性模量
(a) CNT/2Mg-HA 复合材料弯曲强度;(b) CNT/2Mg-HA 复合材料弹性模量

图 4-14 所示为烧结温度为 800 ℃时不同 CNT 含量和带 nHA 涂层的条件下复合材料硬度和断裂韧性的变化图。从图 4-14(a)中可以看出,2Mg-HA 的硬度达到了最大值(139.2 ± 1.7)HV。当 CNT 含量为 2%时,复合材料的硬度下降剧烈。当 CNT 含量为 3%时,3%CNT/2Mg-HA 复合材料的硬度最小,为(8.7 ± 0.9)HV,约为不加 CNT 的材料的 1/16。这说明 CNT 含量过大会使其在复合材料中团聚现象增加,烧结完成之后,团聚在一起的 CNT 会严重影响复合材料的致密化程度,进而大幅度降低复合材料硬度。在烧结之后,观察 3%的 CNT 增强 2Mg-HA 复合材料时,发现复合材料出现了明显的分层现象,这也是 CNT 团聚带来的不利影响。图 4-14(b)中可以看出,随着 CNT 含量的增加,复合材料的断裂韧性先增加后降低,当 CNT 含量为 1%时,复合材料的断裂韧性最大,为(2.42 ± 0.05)MPa·$m^{1/2}$,与纯 2Mg-HA 和 3% CNT/2Mg-HA 相比,分别提高了 30.81%和 64.63%。这表明 1%CNT 的加入在复合材料进行压痕试验过程中有效地阻止了裂纹的扩展,进而提高了复合材料的断裂韧性。当采用 1%带 nHA 涂层的 CNT 作为增强材料时,1%nHA-CNT/2Mg-HA 复合材料的断裂韧性达到了(2.59 ± 0.17)MPa·$m^{1/2}$,与 1%CNT/2Mg-HA 相比提高了 7.02%,这是由于 nHA 涂层的存在缓解了二者之间的热膨胀系数不匹配问题,使得复合材料中 CNT 和基体之间的界面间隙变小,结合更加紧密。

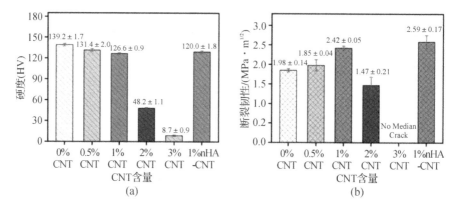

图 4-14　CNT/2Mg-HA 复合材料在不同 CNT 含量的硬度和断裂韧性

（a）CNT/2Mg-HA 复合材料硬度；（b）CNT/2Mg-HA 复合材料断裂韧性

4.2　SiC$_w$ 增强 HA 人工骨

用 SiC$_w$ 增强 HA 的过程中，由于 SiC$_w$ 的长径比较大，易发生团聚作用，使得其在 HA 基体中不易分散，因此研究 SiC$_w$ 的分散状态对 SiC$_w$/HA 复合材料的力学性能具有非常重要的意义。而 SiC$_w$ 含量作为复合材料的一项重要参数指标，对于 SiC$_w$/HA 复合材料的性能具有较大影响。此外，在不同的烧结气氛及烧结温度下，SiC$_w$ 与 HA 基体的结合状态不同，由此导致复合材料的形貌、结构发生变化，使得 SiC$_w$/HA 复合材料性能出现差异。因此，为得到综合性能优异的 SiC$_w$/HA 复合材料，本章采用常压烧结工艺，研究不同条件（SiC$_w$ 含量及烧结气氛）下 SiC$_w$/HA 复合材料的组织结构、断面形貌的差异，并对其物相成分进行表征和分析，研究 SiC$_w$ 含量及烧结条件对 SiC$_w$/HA 复合材料力学和生物学性能的影响规律。最终，结合实验结果与理论分析得出 SiC$_w$/HA 复合材料的强韧机理。

本节研究充分发挥了无压烧结成本低、效率高的特点，以 SiC$_w$ 为增强体有效地实现其对 HA 基体的增强增韧效果，并得到 SiC$_w$ 添加量、烧结温度及烧结气氛等参数条件对 SiC$_w$/HA 复合材料性能的作用规律，得到其影响机理，最终实现 SiC$_w$/HA 复合材料力学性能提高的目的。

4.2.1　SiC$_w$-HA 复合粉体的制备

SiC$_w$ 在 HA 基体中能否均匀分散，对于 SiC$_w$/HA 复合材料形貌变化及性能的影响较大。为改善晶须在 HA 基体中的分散性，本实验采用水热合成法制备 HA 粉体,并在其中添加 SiC_w,实现均分分散的 SiC_w - HA 复合体的制备。

图 4 - 15 所示为 SiC_w 原料的 SEM 图。观察图 4 - 15(a)可以发现,SiC_w 原料呈现出两种不同的形貌,分别为螺旋状轮廓和平滑圆柱状,晶须的长度和直径分别为 $10 \sim 50$ μm 和 $100 \sim 600$ nm。图 4 - 15(b)所示为水热合成的 SiC_w 含量为 15% 的 SiC_w - HA 复合粉末的 XRD 图。从图中可以看出存在两种特征衍射峰,在 2θ 为 $25.9°,31.8°,32.3°,34.1°,39.8°,46.8°,49.5°$ 和 $53.3°$ 处分别对应于羟基磷灰石(HA)的(002),(211),(112),(202),(130),(222),(213)和(004)晶面。而在 2θ 为 $35.7°$ 和 $60.1°$ 处对应于 SiC 的(004)和(110)晶面。与 HA 相比,SiC 特征衍射峰的强度明显降低,甚至有部分衍射峰并未观察到,这是由于 SiC_w 作为增强体添加到 HA 基体中,其含量比较低,并且在 HA 中分散均匀。图 4 - 15(b)显示,在 XRD 图谱中,除了对应 SiC 和 HA 峰外,并而没有任何其他相的峰,这表明在 170 ℃的水热制备过程中,能够实现 SiC_w - HA 复合粉体的制备,且 SiC_w 和 HA 之间没有明显的化学反应。

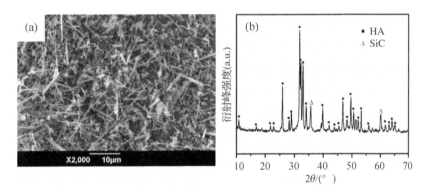

图 4 - 15　SiC_w - HA 粉体形貌及成分图

(a) 原料 SiC_w 的 SEM 图;(b) SiC_w - HA 粉体 XRD 图

图 4 - 16 所示为采用机械混合法和水热合成法制备的 SiC_w - HA 粉体烧结后得到的复合材料断面 SEM 图。如图 4 - 16(a)(b)所示,机械混合后 SiC_w 在 HA 基体中呈团聚状态分布,聚集态 SiC_w 呈条带状混合在 HA 中,并且复合材料断面形貌由于团聚 SiC_w 的存在而出现凹凸不平;而图 4 - 16(c)(d)显示,采用水热合成法制备的 SiC_w - HA 粉体烧结后复合材料的断面光滑、平整,SiC_w 在 HA 基体中的均匀分布,且 SiC_w 和 HA 基体的结合性能良好。这表明采用水热合成法可以实现 SiC_w 在 HA 中均匀分布,通过在水热反应溶液中加入 SiC_w,利用 HA 晶粒的形核生长作用使得部分团聚状态 SiC_w 分散,并且水热过程会使得 SiC_w 表面均匀包裹上 HA 粉体,有利于晶须和基体之间的结合,改善

SiC_w/HA 复合材料的界面结合强度,从而使得性能提升。而采用机械混合时,由于在机械搅拌力的作用下,SiC_w 会相互缠绕而发生团聚,成团的 SiC_w 在 HA 基体中会使在高温烧结时 HA 晶粒之间的融合受到阻碍,由此导致复合材料区域烧结密度呈不均匀状态。另外,当团聚的 SiC_w 存在于复合材料中而发生断裂时,HA 基体会发生脆性断裂而 SiC_w 由于彼此聚合缠绕不易发生破坏,使得 SiC_w 的强韧效果不能有效发挥,不利于复合材料性能的提升。

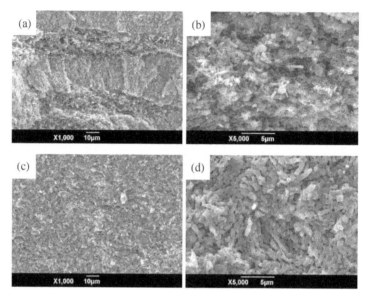

图 4 - 16   不同混合方式下 SiC_w/HA 复合材料断面 SEM 图

(a) 机械混合   ×1 000;(b) 机械混合   ×5 000
(c) 水热混合   ×1 000;(d) 水热混合   ×5 000

4.2.2   SiC_w/HA 复合材料的制备与性能研究

1. SiC_w/HA 复合材料断面形貌

图 4 - 17 所示为晶须含量不同的 SiC_w/HA 复合材料的 SEM 图。由图可以看出,采用水热合成法可以实现 SiC_w 在 HA 基体中的均匀、分散,但由于 SiC_w 本身的性质,当含量持续增加时,纳米结构 SiC_w 会发生彼此接触交错,导致其团聚作用增加。通过对比 HAW5、HAW15 和 HAW25 可以看出,当 SiC_w 质量分数较低时,其在 HA 基体中的均匀分散性要优于高质量分数的 SiC_w/HA。对比图 4 - 17(a)(c)(e)可以看出,随着 SiC_w 含量的增加,SiC_w 在某些区域富集形成团聚块。当 SiC_w 含量为 5% 时,由图 4 - 17(a)可以看出,晶须均匀分布在基体

中,复合材料断面光滑、平整。当 SiC_w 含量继续增加至 15％时,图 4 - 17(c)显示晶须出现了一定程度的团聚,但大部分区域晶须仍均匀分布在 HA 基体中,复合材料致密度下降,断面开始出现部分凸起或下凹等不平整现象。当 SiC 含量继续增加至 25％时,图 4 - 17(e)显示 SiC_w 在部分区域出现富集现象,复合材料的孔隙率增大,致密度进一步降低,复合材料断裂时呈粗糙、起伏断面。由上述现象分析发现,这也许是由于当 SiC_w 含量增加时,部分晶须相互缠绕、成团状存在于 HA 基体中,在复合材料烧结过程中严重阻碍了 HA 晶粒的融合。

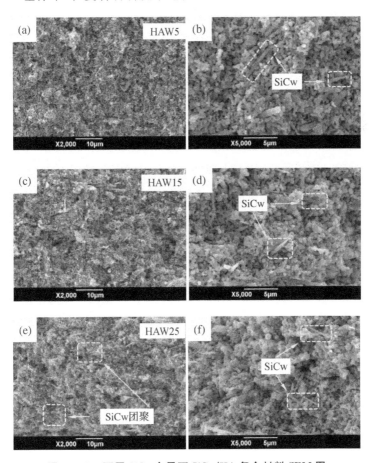

图 4 - 17　不同 SiC_w 含量下 SiC_w/HA 复合材料 SEM 图

(a) 5％ SiC_w/HA　×2 000;(b) 5％ SiC_w/HA　×5 000;
(c) 15％ SiC_w/HA　×2 000;(d) 15％ SiC_w/HA　×5 000;
(e) 25％ SiC_w/HA　×2 000;(f) 25％ SiC_w/HA　×5 000

另外,当团聚状 SiC_w 存在于 HA 基体中,复合材料发生断裂时,基体 HA

脆性断裂而团聚晶须韧性存在,这使得复合材料断面出现阶梯形不平整断裂;近一步,由于其团聚作用,大量的 SiC_w 缠绕交错使其长度严重减短,SiC_w 与 HA 基体之间的接触界面减小,SiC_w 的增强效果减弱。因此,选择合适的 SiC_w 含量(15%)对减少晶须在 SiC_w/HA 复合材料中聚集作用和改善力学性能方面具有重要意义。

在复合材料中,除了晶须含量对复合材料的形貌及性能有较大影响外,晶须和基体之间的结合性能也是影响其综合力学性能的重要因素之一[142]。其中烧结气氛作为 SiC_w 性质改变的重要因素,对于 SiC_w/HA 复合界面结合性能有重要作用。本实验探究了不同烧结气氛下 SiC_w 和 HA 基体之间的界面差异,并对其进行了形貌和性能的表征。图 4 - 18 所示分别为在氮气和空气气氛下烧结制备的 HAW15 复合材料断面 SEM 图。从图中可以看出,烧结气氛对复合材料的微观结构有显著的影响。

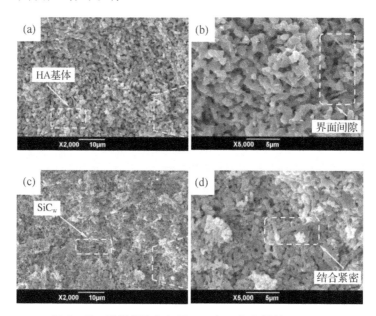

图 4 - 18　不同烧结气氛下 SiC_w/HA 复合材料 SEM 图

(a) 氮气气氛　×2 000;(b) 氮气气氛　×5 000;

(c) 空气气氛　×2 000;(d) 空气气氛　×5 000

图 4 - 18(b)为 N_2 气氛中烧结制备的复合材料中,SiC_w 在 HA 基体中以外来物的形式存在,SiC_w 和 HA 中间存在较大的界面间隙,复合材料的界面结合性能较差。然而,当复合材料在空气中烧结时,图 4 - 18(d)显示 SiC_w 和 HA 基体融为一体,界面结合性能良好,并且 SiC_w/HA 复合材料的密度更高。造成上

述现象的原因是复合材料在空气或 N_2 气氛下烧结时 SiC_w 表面性能存在差异。在 N_2 气氛中烧结制备 SiC_w/HA 复合材料时,由于晶须和基体之间的热膨胀系数差异(SiC:4.7×10^{-6}/K,HA:11.6×10^{-6}/K)而产生较大的膨胀间隙,由此导致 SiC_w/HA 复合材料的界面结合性能较差。然而,当 SiC_w/HA 复合材料在空气气氛中烧结时,SiC_w 和 HA 基体之间将发生反应熔化现象(由 SiC_w 氧化形成的 SiO_2),由此使得 SiC_w 与 HA 基体紧密结合。因此,选择合适的烧结气氛对于复合材料性能的发挥具有重要意义。

2.SiC_w/HA 复合材料质量变化及密度分析

复合材料的烧结过程会显著影响其界面结合性能及力学性能,所以探索复合材料的烧结机理就尤为重要。图 4-19 所示为 SiC_w-HA 复合粉末的质量变化率(%)与温度曲线图。根据曲线的走势,可以将其分为 3 个阶段。

第 1 阶段是 SiC_w-HA 复合粉体的质量损失阶段,在此过程中,SiC_w-HA 复合粉体的质量呈持续下降状态,总体质量损失达到 1.91%。在这一阶段中,当温度低于 100℃时,由于复合粉体中吸收物理水分的释放,质量变化缓慢。而在 100~500 ℃范围内,质量损失速率加快,这是由于在该温度区间内 HPO_4^{2-} 脱羧缩合反应使得复合材料中的结合水脱出,由此造成第二次质量损失[76]。具体方程如下:

$$2HPO_4^{2-}\rightarrow P_2O_7^{4-}+H_2O \tag{4-1}$$

当温度超过 500 ℃时,由于 HA 发生分解、相变,其中的结合水脱出造成第三次的质量损失。同时,根据本课题组前期对纯 HA 的差热分析发现,自制得到的 HA 会在 617.8 ℃左右出现一个放热峰。在这一阶段,HA 发生分解生成 β-TCP,这和文献中提到的第三过程 HA 分解造成的质量损失现象基本一致。

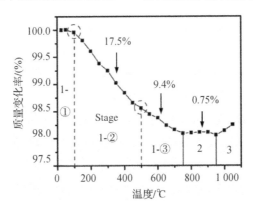

图 4-19　SiC_w-HA 复合材料质量随温度变化图

在第 2 阶段,当温度在 750～950 ℃范围内时,复合材料质量维持基本稳定状态,这是由于水热法合成的 SiC_w/HA 复合材料在此阶段下仍存在部分分解,同时在该温度下 SiC_w 开始缓慢氧化形成 SiO_2,出现质量增重,质量变化实现了动态平衡,从而维持基本稳定状态。

第 3 阶段,当温度升高至 950 ℃时,复合材料中 SiC_w 开始大量氧化形成 SiO_2,并逐渐发生晶型转变[143-144]。然而在该阶段,HA 分解几乎接近结束,SiC_w 的氧化增重占主要地位,从而使复合材料质量增重影响明显。

表 4-1 给出了不同晶须含量下 SiC_w/HA 复合材料的密度。由表可以看出,当 SiC_w 含量增加时,SiC_w/HA 复合材料的理论密度增加(SiC_w:3.21 g/cm^3,HA:3.16 g/cm^3),而烧结密度和相对密度均呈下降趋势。

表 4-1　SiC_w/HA 复合材料的密度表

样品	HA	HAW5	HAW15	HAW25
SiC_w/(%)	0	5	15	25
理论密度/(g/cm^3)	3.16	3.162 5	3.167 5	3.172 5
烧结后密度/(g/cm^3)	1.65	1.58	1.47	1.36
相对密度/(%)	52.22	49.96	46.41	42.87

为了直观地表达复合材料密度变化趋势,图 4-20 显示了不同晶须含量(质量分数)下复合材料的密度变化图。由图 4-20(a)可以看出,当 SiC_w 含量从 0 增加至 25%时,复合材料的烧结密度从 1.65 g/cm^3(纯 HA)下降至 1.36 g/cm^3(HAW25)。产生这一现象的原因是随着 SiC_w 含量增加,其团聚作用增大。具体分析为:当 SiC_w 含量增加时,其团聚也会增大(阻碍 HA 晶粒之间的融合),造成复合材料相对体积变大、孔隙率增大,从而导致密度降低,并随着 SiC_w 含量的增加,其团聚作用更加明显,由此造成密度下降更为严重。另外,当 SiC_w 作为第二相添加到复合材料中,在空气中烧结制备 SiC_w/HA 复合材料时会在 SiC_w 表面形成 SiO_2 相,而形成的 SiO_2(2.45 g/cm^3)的密度要小于 SiC_w(3.21 g/cm^3)本身密度,所以复合材料总体密度降低。同时当 SiC_w 含量增加时,其氧化形成 SiO_2 的含量也相对增加,SiC_w/HA 复合材料中 SiO_2 总体占比增大,由此导致烧结密度随晶须增加而呈现出下降趋势。

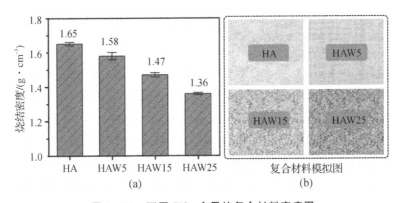

图 4 - 20　不同 SiC$_w$ 含量的复合材料密度图

(a) 复合材料密度；(b) 复合材料模拟图

3. SiC$_w$/HA 复合材料力学性能与强韧机理

图 4 - 21 所示为不同 SiC$_w$ 含量及烧结条件下 SiC$_w$/HA 复合材料的弯曲强度图。其中,图 4 - 21(a)为不同晶须含量下复合材料弯曲强度数据的柱状图。由图可以发现 SiC$_w$/HA 复合材料弯曲强度随晶须含量的增加呈现先增加后下降的趋势,当 SiC$_w$ 含量为 15% 时,达到最大值 11.1 MPa,相比于纯 HA,HAW15 复合材料的弯曲强度提升了 30.74%;而当 SiC$_w$ 添加量分别为 5%,25% 时,HAW5 和 HAW25 复合材料的弯曲强度值为 10.36 MPa,9.32 MPa,较 HAW15 出现降低,但比纯 HA 分别也提高了 22.03% 和 9.78%。由此可以得到结论,在一定的范围内添加 SiC$_w$,可以提高复合材料的弯曲强度,但 SiC$_w$ 含量对复合材料弯曲强度并不呈现正相关的影响趋势,而是先增加后减小。其中,15% 的 SiC$_w$ 添加量对于复合材料弯曲强度的提升效果最为显著;当 SiC$_w$ 含量继续增大时,复合材料弯曲强度开始下降,这主要是由于 SiC$_w$ 含量继续增大时,其自身团聚作用增大。

图 4 - 21(b)所示为不同烧结条件下 HAW15 复合材料的弯曲强度图。由图可知,随温度升高,空气中烧结复合材料弯曲强度变化明显,当温度为 1 200 ℃时,弯曲强度达到 40.85 MPa,相对于 1 100 ℃下制备得到的 SiC$_w$/HA 复合材料弯曲强度,提升为其 3 倍左右。N$_2$ 中烧结制备得到的 SiC$_w$/HA 复合材料的弯曲强度随温度升高也呈现上升趋势,在 1 200 ℃时弯曲强度为 16.07 MPa,相对于 1 100 ℃下 SiC$_w$/HA 复合材料弯曲强度提升为其 1.5 倍。由此可以得到结论,烧结温度对 SiC$_w$/HA 复合材料弯曲强度具有显著的影响,当烧结温度为 1 200 ℃时,SiC$_w$/HA 复合材料弯曲强度较优。图 4 - 21(b)同时显示了在不同烧结气氛下 SiC$_w$/HA 复合材料的弯曲强度,由图可以看出,在 1 200 ℃的烧

结温度下,SiC_w/HA 复合材料的弯曲强度随气氛变化明显,并在空气中烧结中弯曲强度要明显优于氮气氛围,而且在 1 100 ℃烧结环境下 SiC_w/HA 复合材料性能也呈现出类似的结果。由此可以得到结论,烧结气氛对 SiC_w/HA 复合材料弯曲强度影响明显,并且空气中烧结制备得到的 SiC_w/HA 复合材料有较优的弯曲强度。针对上述两条结论分析发现,这主要是由于在空气中烧结制备复合材料时,氧气含量充足,在 SiC_w 表面发生氧化产生 SiO_2,由此改善晶须和基体 HA 之间的界面结合,提高复合材料的弯曲性能;当温度升高时,SiC_w/HA 复合材料中基体 HA 中晶粒之间的融合性提升,晶粒之间的结合更加紧密[145],且温度升高时 SiC_w 表面形成的 SiO_2 膜和基体 HA 之间的结合性提高,由此使得 SiC_w/HA 复合材料的弯曲性能提升。

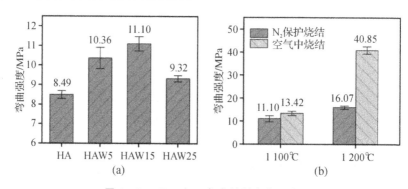

图 4 - 21 SiC_w/HA 复合材料弯曲强度图

(a) 不同 SiC_w 含量;(b) 不同烧结条件

图 4 - 22 所示为不同晶须含量及烧结气氛下 SiC/HA 复合材料断裂韧性图,其中 4 - 22(a)为不同晶须含量下复合材料断裂韧性数据的柱状图。由图可以发现 SiC_w/HA 复合材料断裂韧性随晶须含量的增加呈现先增加后下降的趋势,当 SiC_w 含量为 15%时,达到最大值 1.82 $MPa \cdot m^{1/2}$,相比于纯 HA,HAW15 复合材料的断裂韧性提升了 30.0%。而当 SiC_w 添加量分别为 5%、25%时,HAW5 和 HAW25 复合材料的弯曲强度值为 1.52 $MPa \cdot m^{1/2}$ 和 1.62 $MPa \cdot m^{1/2}$。由此可以得到结论:当 SiC_w 添加量为 15%时,SiC_w/HA 复合材料的断裂韧性提升效果最为明显。

图 4 - 22(b)显示了不同烧结气氛下 SiC_w/HA 复合材料的断裂韧性。由图可以看出,在不同的烧结温度下 SiC_w/HA 复合材料的断裂韧性随气氛变化明显,并在空气中烧结时断裂韧性要优于 N_2 氛围。这主要是由于在空气中烧结制备 SiC_w/HA 复合材料时,氧气含量充足,在高温条件下 SiC_w 表面发生氧化,产生 SiO_2,由此改善晶须和基体 HA 之间的界面结合,改善 SiC_w/HA 复合材料

的断裂韧性。综合分析图 4-21 和图 4-22 可以发现,在空气中烧结制备得到的 SiC$_w$/HA 复合材料相比于 N$_2$ 氛围中具有较优的力学性能,并且当 SiC$_w$ 含量为 15% 时,SiC$_w$/HA 复合材料的弯曲强度及断裂韧性值都达到最大值。因此基于上述结果,可以得到结论:当 SiC$_w$ 含量为 15% 且在空气氛围中烧结时。SiC$_w$/HA 复合材料综合力学性能最优,最接近人骨材料的力学性能。

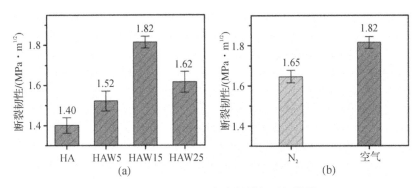

图 4-22   SiC$_w$/HA 复合材料断裂韧性图

(a) 不同 SiC$_w$ 含量;(b) 不同烧结气氛

图 4-23 所示为 SiC$_w$/HA 复合材料发生断裂时的载荷位移曲线及断裂韧性压痕示意图。由图 4-23(a)可以看出,随着位移逐渐增大,SiC$_w$/HA 复合材料所承受载荷逐渐增大,当达到极限位移时,SiC$_w$/HA 复合材料发生断裂。对比图 4-23(a)中 a 和 c 两条曲线发现,当达到断裂时,SiC$_w$/HA 复合材料所表现出的断裂方式有所不同。由 a 曲线可知,纯 HA 所受载荷较小且当其达到最大值时,直接发生一步断裂,位移不再发生变化;由 c 曲线可知,HAW15 复合材料所承受载荷要高于纯 HA,且在发生断裂前,HAW15 复合材料在经历一小段斜坡以后才发生断裂。这主要是由于 SiC$_w$/HA 复合材料中 SiC$_w$ 使得其断裂时出现晶须拔出、桥接等,由于 SiC$_w$ 的强韧作用导致复合材料不能发生脆性断裂,这也表明在 HA 基体中添加 SiC$_w$ 可以提高复合材料的强度及韧性。图 4-23(b)所示为 HAW15 复合材料断裂韧性压痕示意图,由图可知,SiC$_w$ 的存在抑制了裂纹扩展,裂纹长度明显减小,得到的断裂韧性具体数值见如图 4-22 所示。

图 4-24 所示为 SiC$_w$/HA 复合材料的强韧机理模拟图。本实验通过从 SiC$_w$ 在 HA 基体中的分散性和 SiC$_w$/HA 复合材料的界面结合性两个方面对复合材料的强韧机理研究。SiC$_w$ 在 HA 基体中的分散性原理。一方面,通过在水热过程中将 SiC$_w$ 加入反应溶液中时,SiC$_w$ 面的硅醇基团会发生水解反应从而使得反应体系中电荷增加[146],具体反应如下:

$$Si-OH+H_2O=Si-O^-+H_3O^+ \tag{4-2}$$

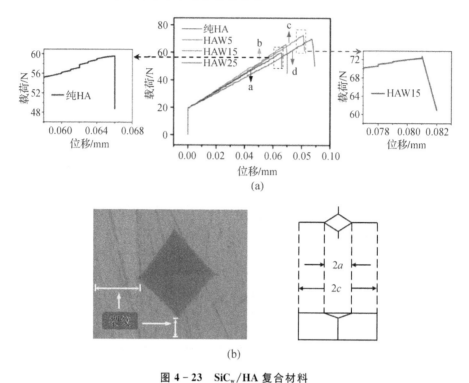

图 4 - 23   SiC_w/HA 复合材料

（a）载荷-位移曲线图；（b）断裂韧性示意图

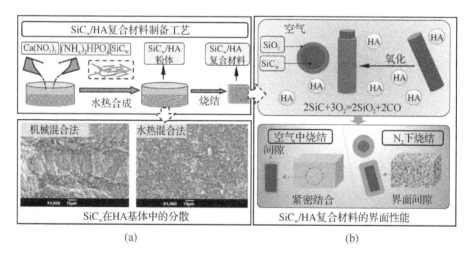

图 4 - 24   复合材料机理图

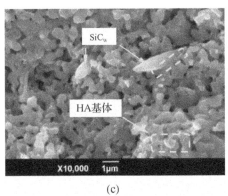
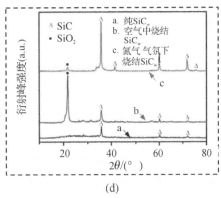

(c)　　　　　　　　　　　　　　　(d)

续图 4 - 24　复合材料机理图

在碱性环境中,带负电的 SiC_w 由于相互排斥作用其分散性得到改善。另外,在水热过程中,反应溶液会浸入团聚状态的 SiC_w 中形核生长为 HA 晶粒,促使团聚状的 SiC_w 得到分散,这样 SiC_w 在 HA 基体中的分散性进一步提高。均匀分散的 SiC_w 可以大大提高复合材料的力学性能。

当 SiC_w/HA 复合材料在空气气氛中烧结时,大部分 SiC_w 表面将形成薄层 SiO_2,由于 SiO_2 的形成复合材料的界面发生反应熔合现象[143, 147-148],最终改善了 SiC_w 与 HA 基体之间的界面结合性能。涉及反应方程:

$$2SiC + 3O_2 = 2SiO_2 + 2CO \qquad (4-3)$$

由于反应融合现象,SiC_w 和 HA 之间的间隙减小,从而使得应力可以从 HA 基体有效地传递到 SiC_w 增强体,这使得 SiC_w 能够承担部分负载而实现强韧作用。此外,当裂纹向前扩展并达到 SiC_w 和 HA 基体的界面结合处时,裂纹很难穿过 SiC_w,裂纹将沿 HA 基体和 SiC_w 的边界发生偏转和传播[149]。此外,从图 4 - 24(a)可以看出,在空气气氛中烧结制备的复合材料,SiC_w 与 HA 基体紧密结合,部分区域出现完全熔合现象。同时,图 4 - 24(b)显示,当 SiC_w 在空气中焙烧(曲线 a)时,图谱的 21.8°处出现了衍射峰,并对应于 SiO_2 的(111)晶面。而在 2θ 为 35.7°和 60.2°处的低衍射峰分别对应于 SiC 的(004),(110)晶面。这表明在空气气氛中烧结时,SiC_w 表面可以形成 SiO_2 相,这也证实了上述推论。因此,基于上述的强韧机理,可以得到结论:SiC_w 的添加可以有效地提高复合材料的综合力学性能。

4.2.3　SiC_w/HA 复合材料生物活性测试

目前对生物材料活性的检测方法主要有体外法及体内法。体外法由于操作简单,适用性强,在新材料开发过程中得到了广泛应用。体外法即模拟体液

(SBF)浸泡法,SBF 模拟了人体体液的离子组成,可以诱导植入体在其表面形成类骨磷灰石而与活体骨组织相结合。该方法简单、有效,大大降低了试验周期,是预测生物材料活性能力的有效方法。本实验通过将人工合成的材料在 SBF 中浸泡一定时间后,根据材料表面形成的磷灰石的能力来评价生物材料的生物活性。

图 4-25 所示为 SiC_w/HA 复合材料分别在 SBF 中浸泡 1 天、3 天和 7 天后的 SEM 图和 EDS 图。由图 4-25(a)可以看出,SiC_w/HA 复合材料浸泡 1 天后,其表面形成了颗粒状的沉淀物,但没有完全覆盖在 SiC_w/HA 复合材料的表面。然而,当 SiC_w/HA 复合材料在 SBF 中浸泡 3 天时,形成的沉淀层变得均匀、致密,表面更为平整,同时由于生成的沉淀物逐渐变厚其表面开始出现裂缝。随着浸泡时间(7 天)的增加,SiC_w/HA 复合材料表面上的沉淀层变得更致密、更厚,形貌更加规则,晶粒大小均匀[见图 4-25(c)]。图 4-25(d)显示 SiC_w/HA 复合材料在 SBF 中浸泡 7 天后其表面沉淀层的组成成分。由 EDS 分析可知,该层沉淀物主要由 Ca,P,O 和 C 元素组成且钙磷原子比为 1.54。这表明通过 SBF 浸泡可以在 SiC_w/HA 复合材料表面形成磷灰石相。此外,这也说明 SiC_w/HA 复合材料具有良好的生物活性,能成功诱导活性涂层的生长。

为了进一步表征 SiC_w 含量对于 SiC_w/HA 复合材料生物活性的影响,本节控制复合材料在 SBF 中浸泡 1 天,通过改变 SiC_w 含量来探究复合材料生物活性的差异。图 4-26 所示为 SiC_w 含量分别为 5%、15% 和 25% 时 SiC_w/HA 复合材料在 SBF 中浸泡 1 天后的 SEM 图。从图 4-26 可以发现,随着 SiC_w 含量的增加,SiC_w/HA 复合材料表面的磷灰石在相同的时间内沉积量逐渐增多,沉淀层逐渐变得均匀、致密,这说明 SiC_w 含量对于 SiC_w/HA 复合材料的生物活性有较大的影响。

由图 4-26(a)(b)可知,当 HAW5 复合材料在 SBF 中浸泡 1 天时,样品表面只形成了零星点状的磷灰石颗粒,且形成的磷灰石颗粒较小,没有形成层状的致密结构,复合材料表面和浸泡 SBF 之前的差异性较小。而当 SiC_w 含量增加至 15% 时,由图 4-26(c)可以看出,HAW15 复合材料表面的磷灰石颗粒逐渐增多,颗粒堆积程度更加致密,但没有实现完全包覆在复合材料表面,部分区域处仍然存在裸露的现象。同时观察其放大图 4-26(d)可知,复合材料表面形成的磷灰石颗粒轮廓明显,相邻之间推挤致密,已有形成致密结构涂层的趋势。图 4-26(e)(f)显示,HAW25 复合材料在 SBF 中浸泡 1 天后,其表面已完全形成了致密、均匀的磷灰石层,样品表面被完全覆盖,同时形成的晶粒颗粒也较 HAW 和 HAW15 有所增加。因此,根据图 4-26 可以得到结论,即随着 SiC_w 含量的增加,复合材料的生物活性在逐渐变好。

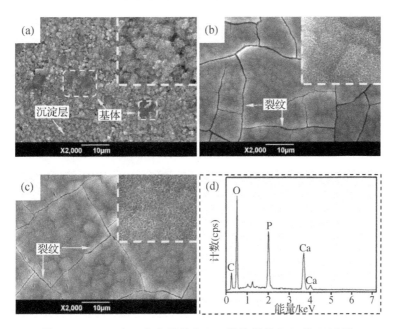

图 4 - 25　SiC_w/HA 复合材料在 SBF 浸泡后的 SEM 和 EDS 图
(a) 浸泡 1 天 SEM 图;(b) 浸泡 3 天 SEM 图;(c) 浸泡 7 天 SEM 图;(d) EDS 图

同时结合图 4 - 27 可以发现,当浸泡时间一样时,随着 SiC_w 含量的增加,SiC_w/HA 复合材料在 SBF 中浸泡后质量呈持续增加趋势,其中 HAW25 复合材料在浸泡 7 天后质量增加最大至 7.01%。这样的结果也和图 4 - 26 所示结果一致,这表明 SiC_w 含量对样品生物活性具有较大的影响。这些现象可能是由于 SiC 的存在使的样品表面形成 Si—OH,而溶液中 OH— 的存在使得 Si—OH 持续增多,形成的 Si—OH 不断地与溶液中的 Ca^{2+},PO_4^{3-} 反应,在样品表面形成富 $CaO - P_2O_5$ 层,不断矿化、沉积,最终形成类骨磷灰石层[150-151]。

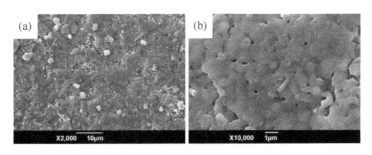

图 4 - 26　不同 SiC_w 含量(质量分数)的 SiC_w/HA 复合材料在 SBF 浸泡 1 天后的 SEM 图
(a) 5%　×2 000;(b) 5%　×10 000;

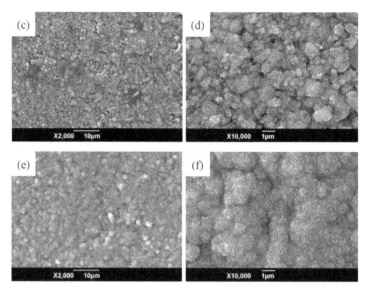

续图 4-26　不同 SiC$_w$ 含量的 SiC$_w$/HA 复合材料在 SBF 浸泡 1 天后的 SEM 图

(c) 15% ×2 000;

(d) 15% ×10 000;

(e) 25% ×2 000;

(f) 25% ×10 000

　　综合上述测试结果可以说明,SiC$_w$ 含量对样品生物活性具有较大的影响,且随着 SiC$_w$ 含量的增加,SiC$_w$/HA 复合材料诱导磷灰石的能力逐渐增强,有利于复合材料生物活性的提高。SiC$_w$ 的存在可以更加有效地改善植入人体时出现的排异现象,使人工骨植入体更好地和人体相结合。

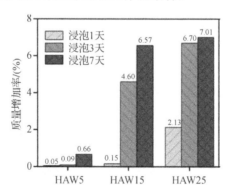

图 4-27　SiC$_w$/HA 复合材料在 SBF 浸泡后的质量变化图

4.3　SiC_w/CF 协同增强 HA 人工骨

　　采用纳米级 SiC_w 及微米级涂层 CF 增强 HA 可以实现不同尺度下协同增强 HA 复合的制备。基于本课题组之前的研究,分别在最优 SiC_w(15%)及 CF(0.5%)质量分数下采用两步烧结法协同增强制备 HA 基复合材料。图 4-28 所示为 SiC_w/CF 协同增强 HA 复合材料的 SEM 及 EDS 图。从图 4-28(c)图可以看出,在 HA 基体中存在两相物质,分别为纳米尺度的 SiC_w 及微米尺度的涂层 CF。观察图可以发现,在 CF 表面存在较薄的保护性 Al_2O_3 涂层,由此导致 CF 并没有发生氧化而还保持其原有形貌。同时在 CF 和基体 HA 之间可以观察到具有一层较薄的晶粒融合状涂层存在,这是由于 CF 表面存在的 HA 涂层和基体 HA 实现融合,改善了 CF 和 HA 基体之间的膨胀间隙。图 4-28(d)为 CF 表面涂层的 EDS 图,由图可以发现图层的主要元素组成为 C、O、Al、P 和 Ca。其中 C 来自于 CF 本身,Al 来自于涂层 Al_2O_3,P 和 Ca 元素则是由 CF 表面沉积的 HA 涂层的残留物。这说明 CF 表面梯度涂层的制备可以有效地保护 CF 并缓解其与 HA 基体之间的间隙,从而和 SiC_w 实现协同增强 HA 复合材料的目的。

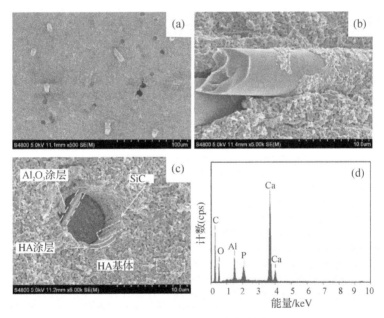

图 4-28　SiC_w/CF 协同增强 HA 复合材料的 SEM 及 EDS 图

(a) ×500;(b) ×5 000;(c) ×5 000;(d) 涂层 EDS 图

图 4 - 29 所示为 SiC_w 及涂层 CF 协同增强 HA 复合材料的弯曲强度。从图中可以看出,当采用两相增强体协同增强 HA 时,其弯曲强度为 17.92 MPa,相比于 SiC_w 单相增强 HA 复合材料其弯曲强度提高了 11.5%。但对比涂层 CF 增强 HA 复合材料(弯曲强度为 34.21 MPa),其弯曲强度出现下降。这是由于当采用单相 SiC_w 增强 HA 时,其尺度较小,长径比较大,易发生团聚作用,当其在基体中添加含量达到一定程度时会阻碍 HA 晶粒之间的融合,从而使复合材料密度降低,弯曲强度下降。但是纳米尺度的 SiC_w 可以有效地阻碍复合材料发生断裂时的裂纹延伸和扩展,从而提高复合材料的韧性。但在 HA 中添加 CF 以后,CF 作为一种典型的增强材料在复合材料发生断裂时可以有效地和基体协同抵抗复合材料的断裂行为,使得其弯曲强度会提升。因此,采用 SiC_w 及涂层 CF 两相协同增强 HA 时可以同时实现上述两方面复合材料性能的提升,这对于综合性能要求较高的复合材料具有重要作用。

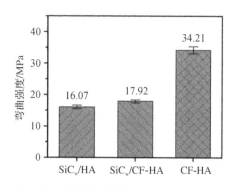

图 4 - 29 SiC_w/CF 协同增强 HA 复合材料的弯曲强度

4.4 本章小结

本章首先在 CNT 表面制备了 nHA 涂层,进而通过常压烧结法制备了 CNT/Mg - HA 复合材料,研究了复合材料制备工艺对其力学性能的影响,探索了复合材料的强韧机理。采用电化学沉积法在 CNT 表面制备了均匀的 nHA 涂层。随沉积时间的增加,CNT 表面 nHA 涂层晶粒逐渐长大。采用电沉积法复合生物矿化法在电流密度为 5 mA/cm^2,沉积时间为 15 min,生物矿化时间为 12 h 时,能够在 CNT 表面制备细小颗粒状 nHA 涂层。以水热合成法制备的 Mg - HA 为原料,采用常压烧结法制备了 CNT/Mg - HA 复合材料。随烧结温度由 700 ℃增加至 900 ℃,复合材料弯曲强度逐渐增加。复合材料在 800 ℃时的断裂韧性达到最大值,即(2.42 ± 0.05)MPa · m · $^{1/2}$。随着 CNT/Mg - HA

复合材料中 CNT 含量的增加,其弯曲强度和断裂韧性都先增加后减小;当 CNT 含量为 1% 时,复合材料具有最优的力学性能,其弯曲强度和断裂韧性分别为 (24.24 ± 0.41) MPa 和 (2.42 ± 0.05) MPa·m。CNT 表面的 nHA 涂层可以有效缓解其与 Mg-HA 之间的热膨胀系数不匹配,进而提高 CNT/Mg-HA 复合材料力学性能。与 1% CNT/Mg-HA 复合材料相比,1% nHA-CNT/Mg-HA 复合材料的弯曲强度和断裂韧性分别提高了 26.94% 和 7.02%。

同时研究了纳米 SiC_w 及微米 CF 对于 HA 生物陶瓷的强韧效果,探究了不同尺度增强体(SiC_w 及 CF)对于复合材料硬度、致密度及其他力学性能的影响,并针对不同工艺条件下制备的复合材料进行了生物活性测试,从力学性能和生物活性两方面综合评价了复合材料性能的差异。采用水热合成工艺可以制备得到均匀分散的 SiC_w-HA 复合粉体,但随着 SiC_w 含量的增加,其团聚现象增大,SiC_w/HA 复合材料断面的平整度下降。以均匀分散的 SiC_w-HA 粉体为原料,常压烧结法制备了 SiC_w/HA 复合材料。当 SiC_w 含量为 15% 时,其弯曲强度和断裂韧性分别达到最大值 11.1 MPa 和 1.82 MPa·$m^{1/2}$,相比于纯 HA,分别提升了 30.74% 和 30.0%。此外,烧结温度和气氛对复合材料性能也有较大影响,1 200 ℃ 烧结制备的 SiC_w/HA 复合材料弯曲强度达到 40.85 MPa,较 1 100 ℃ 制备的复合材料提高了近 3 倍。空气中烧结时 SiC_w/HA 复合材料弯曲强度及断裂韧性均高于 N_2 环境。SiC_w/HA 复合材料具有较好的生物活性,且随着 SiC_w 含量的增加,其诱导磷灰石的能力逐渐增强,生物活性提高。

最后,采用 SiC_w 和涂层 CF 协同增强 HA 复合材料的弯曲强度达到了 17.92 MPa,相比于 SiC_w/HA 复合材料其弯曲强度提高了 11.5%。

参 考 文 献

[1] 陈腾飞,龚伟平,颜焕元,等.炭纤维涂敷 TiO_2 增强羟基磷灰石复合材料的
    微观结构研究[J].矿冶工程,2006(4):58-60.

[2] WEINER S, WAGNER H D. The material bone: structure-mechanical
    function relations[J]. Annual Review of Materials Science, 1998, 28:
    271-298.

[3] DRIESSENS F C M, BOLTONG M G, MAEYER E A P, et al. The Ca/
    P range of nanoapatitic calcium phosphate cements[J]. Biomaterials,
    2002, 23(19): 4011-4017.

[4] 方佳佳,蔡开勇,杨维虎.磁性羟基磷灰石的晶体结构分析[J].硅酸盐通报,
    2010,29(6):1488-1491.

[5] ROVERI N, FALINI G, SIDOTI M C, et al. Biologically inspired growth
    of hydroxyapatite nanocrystals inside self-assembled collagen fibers[J].
    Materials Science & Engineering C, 2003, 23(3):441-446.

[6] HU Q L, LI B Q, WANG M, et al. Preparation and characterization of bi-
    odegradable chitosan/hydroxyapatite nanocomposite rods via in situ hy-
    bridization: a potential material as internal fixation of bone fracture[J].
    Biomaterials, 2004, 25(5):779-785.

[7] JARCHO M, BOLEN C H, THOMAS M B, et al. Hydroxylapatite syn-
    thesis and characterization in dense polycrystalline form[J]. Journal of
    Materials Science, 1976, 11(11): 2027-2035.

[8] TACO J B, MARCO F T, FRANK C D B, et al. Properties of calcium
    phosphate ceramics in relation to their in vivo behavior[J]. The Journal of
    Trauma: Injury, Infection, and Critical Care, 2000, 48(1): 179-186.

[9] VARMA H K, SURESHBABU S. Oriented growth of surface grains in
    sintered β tricalcium phosphate bioceramics[J]. Materials Letters, 2001,
    49(2): 83-85.

[10] HONG M G, PAWITAN Y D, Magnusson P K E, et al. Strategies and
     issues in the detection of pathway enrichment in genome-wide association
     studies[J]. Human Genetics, 2009, 126(2): 289-301.

[11] SADAT-SHOIJAI M, KHORASANI M T, DINPANAH-KHOSH-
     DARGI E, et al. Synthesis methods for nanosized hydroxyapatite with

diverse structures[J]. Acta Biomaterialia, 2013, 9(8):7591 - 7621.

[12] 宋江凤,刘咏,张莹.水热法合成不同形貌羟基磷灰石[J].粉末冶金材料科
学与工程,2010,15(5):505 - 510.

[13] 田家明,张波,李苏,等.纳米羟基磷灰石在生物医学领域中的应用研究
[J].辽宁化工,2009,38(11):828 - 830.

[14] YIM S O, LEE W J, CHO D H, et al. Finite element analysis of com-
pressive behavior of hybrid short fiber/particle/mg metal matrix compos-
ites using RVE model[J]. Metals and Materials International, 2015, 21
(2): 408 - 414.

[15] ZHAO W J, LEE J W, KIM H, et al. Semi - empirical investigation of
the interfacial shear strength of short fiber polymer composites[J]. Poly-
mer Testing, 2018,74:99 - 103.

[16] TREVOR G A, CORSON L C, VINCENT P T, et al. Effects of the ad-
dition of boron nitride nanoplate on the fracture toughness, flexural
strength, and weibull distribution of hydroxyapatite composites prepared
by spark plasma sintering[J]. Journal of the Mechanical Behavior of Bio-
medical Materials, 2019, 93: 105 - 117.

[17] 贲玥,张乐,魏帅,等.3D 打印陶瓷材料研究进展[J].材料导报,2016,30
(21):109 - 118.

[18] 顾嘉骏,焦晨,曹颖,等.基于光固化的羟基磷灰石 3D 打印工艺研究[J].航
空制造技术,2019,62(17):68 - 72,87.

[19] MELCHELS F P W, FEIJEN J, GRIJPMA D W, et al. A poly (D, L -
lactide) resin for the preparation of tissue engineering scaffolds by stereo-
lithography[J]. Biomaterials, 2009, 30(23): 3801 - 3809.

[20] 王柏通. 3D 打印喷头的温度分析及控制策略研究[D].长沙:湖南师范大
学,2014.

[21] 李敬. 仿生人工骨材料 PLA - nHA 熔融沉积的数值模拟及实验研究[D].
哈尔滨:哈尔滨工业大学, 2016.

[22] 刘凯. 陶瓷粉末激光烧结/冷等静压复合成形技术研究 [D].武汉:华中科
技大学,2014.

[23] KARADENIZ Z H, KUMLUTAS D. A numerical study on the coeffi-
cients of thermal expansion of fiber reinforced composite materials[J].
Composite Structures, 2007, 78(1):1 - 10.

[24] KAY M I , YOUNG R A , POSNER A S. Crystal structure of

hydroxyapatite[J]. Nature, 1964, 204: 1050 – 1052.

[25] 李强,穆柏春,于景媛,等. 表面改性碳纤维增强羟基磷灰石复合材料抗弯性能的研究[J]. 功能材料,2013,44(7):940 – 943.

[26] 王新广,牛宗伟,谷万里. 短切碳纤维/羟基磷灰石生物复合材料的制备及性能[J]. 复合材料学报,2011,28(2):105 – 110.

[27] SADIK C, AMRANI I E, ALBIZANE A. Recent advances in silica – alumina refractory: a review [J]. Journal of Asian Ceramic Societies, 2014, 2(2): 83 – 96.

[28] DAVID J. DUVAL S H, Shackelford J F. Ceramic and glass materials: mullite [M]. New York: Springer , 2008.

[29] ANGGONO B J. Mullite ceramics: its properties, structure, and synthesis [J]. Jurnal Teknik Mesin, 2005, 7(1): 1 – 10.

[30] WU M, WANG Q, LIU X, et al. Biomimetic synthesis and characterization of carbon nanofiber/hydroxyapatite composite scaffolds [J]. Carbon, 2013, 51: 335 – 345.

[31] 黎小平,张小平,王红伟. 碳纤维的发展及其应用现状 [J]. 高科技纤维与应用, 2005, 30(5): 24 – 30.

[32] ALBERIUS – HENNING P, ADOLFSSON E, GRINS J, et al. Triclinic oxy – hydroxyapatite [J]. Journal of Materials Science, 2001, 36(3): 663 – 668.

[33] LI S P. Preparation and mechanism of calcium phosphate coatings on chemical modified carbon fibers by biomineralization [J]. Transactions of Nonferrous Metals Society of China, 2008, 18(1): 162 – 166.

[34] TNSUAADU K, GROSS K A, PLŪDUMA L, et al. A review on the thermal stability of calcium apatites [J]. Journal of Thermal Analysis and Calorimetry, 2012, 110(2): 647 – 659.

[35] 王旭东. 碳纤维表面多功能涂层的制备及其增强羟基磷灰石复合材料的研究[D]. 西安:陕西科技大学,2017.

[36] 易增博,冯利邦,郝相忠,等. 表面处理对碳纤维及其复合材料性能的影响[J]. 材料研究学报,2015,29(1):67 – 74.

[37] WANG X, ZHAO X, WANG W, et al. Controllable preparation of a nano – hydroxyapatite coating on carbon fibers by electrochemical deposition and chemical treatment [J]. Materials Science & Engineering C, 2016, 63: 96 – 105.

[38] WOODHEAD A L, SOUZA M L D, CHURCH J S. An investigation into the surface heterogeneity of nitric acid oxidized carbon fiber [J]. Applied Surface Science, 2016, 401(15):79 – 88.

[39] VAUTARD F, DENTZER J, NARDIN M, et al. Influence of surface defects on the tensile strength of carbon fibers [J]. Applied Surface Science, 2014, 322(15):185 – 193.

[40] 王新广. HA/短切碳纤维生物复合材料的制备及性能的研究 [D]. 淄博：山东理工大学, 2011.

[41] HU R, LIN C, SHI H, et al. Electrochemical deposition mechanism of calcium phosphate coating in dilute Ca – P electrolyte system [J]. Materials Chemistry and Physics, 2009, 115(2/3): 718 – 723.

[42] WU M, WANG Q, LI K, et al. Optimization of stabilization conditions for electrospun polyacrylonitrile nanofibers [J]. Polymer Degradation and Stability, 2012, 97(8): 1511 – 1519.

[43] DRIESSENS F, BOLTONG M G, MAEYER E, et al. The Ca/P range of nanoapatitic calcium phosphate cements [J]. Biomaterials, 2002, 23(19): 4011 – 4017.

[44] 王少龙. 化学气相沉积 SiC 和 ZrC 涂层的制备及抗烧蚀性能 [D]. 西安：西北工业大学, 2015.

[45] 张长瑞, 刘荣军, 曹英斌. 沉积温度对 CVD – SiC 涂层显微结构的影响 [J]. 无机材料学报, 2007, (1): 153 – 158.

[46] 卢翠英, 成来飞, 赵春年, 等. 温度对化学气相沉积碳化硅涂层的影响 [J]. 材料科学与工艺, 2010, 18(4): 575 – 578, 583.

[47] HITCHMAN M L, Chemical vapor deposition principles and applications [M]. San Diego: Academic Press, 1993.

[48] 刘荣军, 张长瑞, 周新贵, 等. 低温化学气相沉积 SiC 涂层沉积机理及微观结构 [J]. 材料科学与工程学报, 2004(1): 15 – 19.

[49] 肖鹏, 徐永东, 黄伯云. 沉积条件对 CVD – SiC 沉积热力学与形貌的影响 [J]. 无机材料学报, 2002, 17(4): 877 – 881.

[50] XU Z, LI C, HUANG Y, et al. Wettability of carbon fibers modified by acrylic acid and interface properties of carbon fiber/epoxy [J]. European Polymer Journal, 2008, 44(2): 494 – 503.

[51] ZHAO X N, LI H J, CHEN M D, et al. Strong – bonding calcium phosphate coatings on carbon/carbon composites by ultrasound – assisted

anodic oxidation treatment and electrochemical deposition [J]. Applied Surface Science, 2012, 258(12):5117 – 5125.

[52] BOEHM H P. Surface oxides on carbon and their analysis: a critical assessment [J]. Carbon, 2002, 40(2):145 – 149.

[53] BALDAN M R, ALMEIDA E C, AZEVEDO A F, et al. Raman validity for crystallite size L a determination on reticulated vitreous carbon with different graphitization index [J]. Applied Surface Science, 2007, 254 (2):600 – 603.

[54] MUSIOL P, SZATKOWSKI P, GUBERNAT M, et al. Comparative study of the structure and microstructure of PAN – based nano – and micro – carbon fibers [J]. Ceramics International, 2016, 42(10):11603 – 11610.

[55] FERRARI A , RODIL S , ROBERTSON J. Interpretation of Raman spectra of disordered and amorphous carbon [J]. Physical Review B Condensed Matter, 2000, 61(20):14095 – 14107.

[56] KAINOURGIOS P, KARTSONAKIS I A, DRAGATOGIANNIS D A, et al. Electrochemical surface functionalization of carbon fibers for chemical affinity improvement with epoxy resins [J]. Applied Surface Science, 2017, 416:593 – 604.

[57] SUN J F, ZHAO F, YAO Y, et al. High efficient and continuous surface modification of carbon fibers with improved tensile strength and interfacial adhesion [J]. Applied Surface Science, 2017, 412 (AUG. 1): 424 – 435.

[58] GAO A J, ZHAO C, LUO S, et al. Correlation between graphite crystallite distribution morphology and the mechanical properties of carbon fiber during heat treatment [J]. Materials Letters, 2011, 65(23/24): 3444 – 3446.

[59] ZHAO X N, ZHANG L, WANG X D, et al. Preparation and mechanical properties of controllable orthogonal arrangement of carbon fiber reinforced hydroxyapatite composites [J]. Ceramics International, 2018, 44 (7):8322 – 8333.

[60] ZHAO X N, WANG X D, XIN H, et al. Controllable preparation of SiC coating protecting carbon fiber from oxidation damage during sintering process and SiC coated carbon fiber reinforced hydroxyapatite composites

[J]. Applied Surface Science, 2018, 450 (AUG. 30):265 - 273.

[61] XU J L, XIAO Q F, MEI D D, et al. Microstructure, corrosion resistance and formation mechanism of alumina micro - arc oxidation coatings on sintered NdFeB permanent magnets [J]. Surface & Coatings Technology, 2016, 309:621 - 627.

[62] LIU Q J, ZHANG C, BAO Y L, et al. Carbon fibers with a nano - hydroxyapatite coating as an excellent biofilm support for bioreactors [J]. Applied Surface Science, 2018, 443: 255 - 265.

[63] WANG X D, ZHAO X N, ZHANG L, et al. Design and fabrication of carbon fibers with needle - like nano - HA coating to reinforce granular nano - HA composites[J]. Materials Science & Engineering C, 2017, 77: 765 - 771.

[64] HUANG S P, HUANG B Y, et al. Effects of coatings on the mechanical properties of carbon fiber reinforced HAP composites[J]. Materials Letters, 2004, 58(27): 3582 - 3585.

[65] TAVASSOLI H, JAVADPOUR J, TAHERI M, et al. Incorporation of Nano - Alumina Improves Mechanical Properties and Osteogenesis of Hydroxyapatite Bioceramics[J]. ACS Biomaterials Science & Engineering, 2014, 4: 1324 - 1336.

[66] LÓSARCZYK A, KLISCH M, EWICZ M B A, et al. Hot pressed hydroxyapatite - carbon fibre composites[J]. Journal of the European Ceramic Society, 2000, 20(9):1397 - 1402.

[67] DORNER - REISEL A, BERROTH K, NEUBAUER R, et al. Unreinforced and carbon fibre reinforced hydroxyapatite: resistance against microabrasion[J]. Journal of the European Ceramic Society, 2004, 24(7): 2131 - 2139.

[68] THANIGAI ARUL K, KOLANTHAI E, et al. Green synthesis of magnesium ion incorporated nanocrystalline hydroxyapatite and their mechanical, dielectric and photoluminescence properties[J]. Materials Research Bulletin, 2015, 67: 55 - 62.

[69] TADASHI K, HYUN - MIN K, MASAKAZU K. Novel bioactive materials with different mechanical properties[J]. Biomaterials, 2003, 24 (13): 2161 - 2175.

[70] 张睿. 碳纤维增强 HA/β - TCP 复合生物材料的研究[D]. 大连:大连工业

大学,2012.

[71] 吴建铣,李建保,黄勇.晶须增韧陶瓷基复合材料的设计要点与复合技术[J].硅酸盐学报,1990(1):72-82.

[72] 黄勇,李建保,郑隆烈,等.晶须(纤维)补强陶瓷基复合材料的评述[J].硅酸盐通报,1991(2):21-27.

[73] ZHANG L L, PEI L N, LI H J, et al. Design and fabrication of pyrolytic carbon - SiC - fluoridated hydroxyapatite - hydroxyapatite multilayered coating on carbon fibers[J]. Applied Surface Science, 2019, 473: 571-577.

[74] 王闯,张钧.多弧离子镀(Ti,Al,Cr)N硬质膜的沉积工艺与力学性能[J].微细加工技术,2008(5):16-18,34.

[75] 王敏涓,黄浩,解川,等.PVD溅射电流对SiC纤维表面Ti_3Al涂层组织结构的影响[J].稀有金属,2014,38(3):379-385.

[76] HASEGAWA H, KAWATE M, SUZUKI T. Effects of Al contents on microstructures of Cr1XAlXN and Zr1XAlXN films synthesized by cathodic arc method[J]. Surface & Coatings Technology, 2005,200(7): 2409-2413.

[77] 史新伟,李春明,邱万起,等. Cr对多弧离子镀TiN及其复合膜(Ti,Cr)N性能的影响[J].中国有色金属学报,2006,(7):1227-1232.

[78] SPAIN E, AVELAR-BATISTA J C, LETCH M, et al. Characterisation and applications of Cr - Al - N coatings[J]. Surface & Coatings Technology, 2005, 200(5/6):1507-1513.

[79] YOUSEFPOUR M, AFSHAR A, YANG X, et al. Nano - crystalline growth of electrochemically deposited apatite coating on pure titanium[J]. Journal of Electroanalytical Chemistry, 2006, 589(1): 96-105.

[80] MURALITHRAN G, RAMESH S. The effects of sintering temperature on the properties of hydroxyapatite[J]. Ceramics International, 2000, 26 (2):221-230.

[81] SHEN M K, QIU K Z, ZHANG L, et al. Influence of Coal Blending on Ash Fusibility in Reducing Atmosphere[J]. Energies, 2015, 8: 4735-4754.

[82] HUGGINS F E, KOSMACK D A, HUFFMAN G P. Correlation between ash-fusion temperatures and ternary equilibrium phase diagrams[J]. Fuel, 1981, 60(7): 577-584.

[83] BLAKESL E K C, CONDRATE R A. Vibrational spectra of hydrothermally prepared hydroxyapatites[J]. Journal of the American Ceramic Society, 1971, 54(11):559 – 563.

[84] LEGEROS R Z, BONEL G, LEGROS R. Type of "H_2O" in human enamel and in precipitated apatites [J]. Calcified Tissue International, 1978, 26(1):111 – 118.

[85] FRANZ A W, LAZOR P, SKOGBY H, et al. Polarized IR and Raman spectra of zoisite: insights into OH – dipole orientation and the luminescence[J]. European Journal of Mineralogy, 2016, 28(3): 537 – 543.

[86] FROST R L , PALMER S J , REDDY B J. Near – infrared and mid – IR spectroscopy of selected humite minerals [J]. Vibrational Spectroscopy, 2006, 44(1): 154 – 161.

[87] KARAKASSIDES M A, GOURNIS D, PETRIDIS D. An infrared reflectance study of Si – O vibrations in thermally treated alkali – saturated montmorillonites[J]. Clay Minerals, 1999, 34(3):429 – 438.

[88] MARCHI J, MORAIS D S, SCHNEIDER J, et al. Characterization of rare earth aluminosilicate glasses[J]. Journal of Non – Crystalline Solids, 2005, 351(10/11):863 – 868.

[89] VERES R, VANEA E, GRUIAN C, et al. The effects of PEG assisted synthesis and zinc addition on gamma irradiated bioactive glasses[J]. Composites Part B Engineering, 2014,66:83 – 88.

[90] LI K Z, GUO Q, ZHANG L L, et al. Synthesis and characterization of Si – substituted hydroxyapatite bioactive coating for SiC – coated carbon/carbon composites [J]. Ceramics International, 2017, 43 (1): 1410 – 1414.

[91] TANG X L, XIAO X F, LIU R F. Structural characterization of silicon – substituted hydroxyapatite synthesized by a hydrothermal method[J]. Materials Letters, 2005,59(29/30):3841 – 3846.

[92] AGATHOPOULOS S, NIKOLOPOULOS P, SALOMONI A, et al. Preparation and properties of binary oxide bioceramics[J]. Journal of Materials Science Materials in Medicine, 1996, 7(10):629 – 636.

[93] OKTAR F N, AGATHOPOULOS S, OZYEGIN, L S, et al. Mechanical properties of bovine hydroxyapatite (BHA) composites doped with SiO_2, MgO, Al_2O_3, and ZrO_2[J]. Journal of Materials Science Materi-

als in Medicine，2007,18(11):2137 – 2143.

[94] NATH S，DEY A，MUKHOPADHYAY A K，et al. Nanoindentation response of novel hydroxyapatite – mullite composites[J]. Materials Science & Engineering A，2009，513:197 – 201.

[95] WITEK S R，MILLER G A，HARMER M P. Effects of CaO on the Strength and Toughness of AlN[J]. Journal of the American Ceramic Society，1989,72(3):469 – 473.

[96] MARTíNEZ I M，VELáSQUEZ P，MESEGUER – OLMO L，et al. Production and study of in vitro behaviour of monolithic α – tricalcium phosphate based ceramics in the system $Ca_3(PO_4)_2$ - Ca_2SiO_4[J]. Ceramics International 2011,37(7):2527 – 2535.

[97] 赵琰.不同烧结温度制备的双相磷酸钙生物陶瓷及其力学性能研究[J]. 硅酸盐通报，2016, 35(6):1897 – 1901.

[98] 孙德明，刘立红，鹿晓阳,等. $Al_2O_3/Cr_3C_2/(W,Ti)C$ 陶瓷材料的力学性能及微观结构[J]. 硅酸盐学报，2005, 33(4):411 – 415.

[99] KOBAYASHI S，KAWAI W，WAKAYAMA S. The effect of pressure during sintering on the strength and the fracture toughness of hydroxyapatite ceramics[J]. Journal of Materials Science. Materials in Medicine，2006,17(11):1089 – 1093.

[100] KOKUBO T，KIM H M，KAWASHITA M J B. Novel bioactive materials with different mechanical properties [J]. Biomaterials 2003，24 (13): 2161 – 2175.

[101] KIM HM，HIMENO T，KOKUBO T，et al. Process and kinetics of bonelike apatite formation on sintered hydroxyapatite in a simulated body fluid[J]. Biomaterials，2005,26(21):4366 – 4373.

[102] KIM H M，HIMENO T，KAWASHITA M，et al. Surface potential change in bioactive titanium metal during the process of apatite formation in simulated body fluid [J]. Journal of Biomedical Materials Research Part A，2003，67 (4):1305 – 1309.

[103] LI D，WANG Y，XIA Y. Electrospinning of polymeric and ceramic nanofibers as uniaxially aligned arrays[J]. Nano letters,2003,3(8): 1167 – 1171.

[104] 郭伟凯.碳纤维排布方式对结构吸波材料吸波性能的影响及其机理分析 [D]. 天津:天津大学,2004.

[105] 贺鹏飞,刘建萍,戴瑛,等. 纤维分布不均匀对单向纤维增强复合材料横向拉伸强度的影响[J]. 机械工程材料,2000,24(1):8-10.

[106] 王燕飞. 熔喷非织造布的制备工艺及其专用聚丙烯材料的性能表征[D]. 北京:北京化工大学,2009.

[107] RUYS A J, WEI M, SORRELL C C, et al. Sintering effects on the strength of hydroxyapatite[J]. Biomaterials, 1995, 16(5):409-415.

[108] BARRALET J, KNOWLES J C, BEST S, et al. Thermal decomposition of synthesised carbonate hydroxyapatite[J]. Journal of Materials ence Materials in Medicine, 2002, 13(6):529-533.

[109] WANG X D, ZHAO X N, ZHNAG L, et al. Design and fabrication of carbon fibers with needle-like nano-HA coating to reinforce granular nano-HA composites[J]. Materials science & engineering C, 2017, 77: 765-771.

[110] TINSUAADU K, GROSS K A, PLUDUMA L, et al. A review on the thermal stability of calcium apatites[J]. Journal of thermal analysis and calorimetry, 2012, 110(2): 647-659.

[111] LIAO C J, LIN F H, CHEN K S, et al. Thermal decomposition and reconstitution of hydroxyapatite in air atmosphere[J]. Biomaterials,1999, 20(19):1807-1813.

[112] NAKAMURA K, SATO Y, TAKASE T. Analysis of the oxidation behavior of vapor-grown carbon fiber (VGCF) under dry air[J]. Materials Letters, 2016, 180: 302-304.

[113] FENG L, LI K Z, XUE B, et al. Optimizing matrix and fiber/matrix interface to achieve combination of strength, ductility and toughness in carbon nanotube-reinforced carbon/carbon composites[J]. Materials & design, 2017,113(1):9-16.

[114] ABDEN M J, AFROZE J D, ALAM M S, et al. Pressureless sintering and mechanical properties of hydroxyapatite/functionalized multi-walled carbon nanotube composite[J]. Materials science & engineering C, 2016,67: 418-424.

[115] CHU S, WANG H, WU R. Investigation on the properties of carbon fibre with C-Si functionally graded coating[J]. Surface and Coatings Technology, 1997, 88(1/2/3):38-43.

[116] XIA K D, Lu C, Yu Y. Preparation of anti-oxidative SiC/SiO_2 coating

on carbon fibers from vinyltriethoxysilane by sol－gel method[J]. Applied Surface Science，2013,15(1):603－609.

[117] ZHAO X，ZHANG L，WANG X，et al. Preparation and mechanical properties of controllable orthogonal arrangement of carbon fiber reinforced hydroxyapatite composites [J]. Ceramics International，2018，44(7)：8322－8333.

[118] 储双杰，王浩伟，何贵玉.硅系涂层碳纤维抗氧化性能的研究[J].无机材料学报，1993(3):327－333.

[119] WANG Y，LIN J，HE Y，et al. Densification behavior of high Nb containing TiAl alloys through reactive hot pressing[J]. Journal of University of Science and Technology Beijing，2007(3)：251－255.

[120] RAPACZ－KMITA A，PALUSZKIEWICZ C，SLOSARCZYK A，et al. FTIR and XRD investigations on the thermal stability of hydroxyapatite during hot pressing and pressureless sintering processes[J]. Journal of Molecular Structure，2005,744:653－656.

[121] KOKUBO T，KIM H M，KAWASHITA M. Novel bioactive materials with different mechanical properties[J]. Biomaterials，2003，24(13)：2161－2175.

[122] SHA J J，LI J，WANG S H，et al. Toughening effect of short carbon fibers in the ZrB_2－$ZrSi_2$ ceramic composites[J]. Materials & Design，2015，75:160－165.

[123] YETMEZ M，ERKMEN Z E，KALKANDELEN C，et al. Sintering effects of mullite－doping on mechanical properties of bovine hydroxyapatite[J]. Materials Science and Engineering C，2017，77(8):470－475.

[124] IIJIMA S. Helical microtubules of graphitic carbon[J]. Nature，1991，354(6348):56－58.

[125] KWON H，ESTILI M，TAKAGI K，et al. Combination of hot extrusion and spark plasma sintering for producing carbon nanotube reinforced aluminum matrix composites [J]. Carbon，2009，47(3)：570－577.

[126] DONG H N，CHA S I，LIM B K，et al. Synergistic strengthening by load transfer mechanism and grain refinement of CNT/Al－Cu composites[J]. Carbon，2012，50(7):2417－2423.

[127] 卢志华，程杰，孙康宁. 碳纳米管取向对 HA/CNTs 复合材料力学性能

的影响[J]. 材料导报，2010(18)：28 – 31.

[128] WEI W，ZHU Y，WATARI F，et al. Carbon nanotubes/hydroxyapatite nanocomposites fabricated by spark plasma sintering for bonegraft applications[J]. Applied Surface Science，2012，262：194 – 199.

[129] BENGISU M，INAL O T. Whisker toughening of ceramics：toughening mechanisms，fabrication，and composite properties[J]. Annual Review of Materials Research，1994，24(1)：83 – 124.

[130] SONG G M，ZHOU Y，SUN Y，et al. Modelling of combined reinforcement of ceramic composites by whisker and transformation toughening[J]. Ceramics International，1998，24(7)：521 – 525.

[131] GUICCIARDI S，SILVESTRONI L，NYGREN M，et al. Microstructure and toughening mechanisms in spark plasma – sintered ZrB₂ ceramics reinforced by SiC whiskers or SiC – chopped fibers[J]. International Journal of Applied Ceramic Technology / Functional Ceramics，2010，93(8)：2384 – 2391.

[132] SONG N，LIU H，TAO Y，et al. Fabrication and characterization of SiC – coated multi – walled carbon nanotubes reinforced reaction bonded SiC composite [J]. Advanced Materials Research，2014，3187：176 – 180.

[133] SILVESTRONI L，SCITI D，MELANDRI C，et al. Toughened ZrB₂ – based ceramics through SiC whisker or SiC chopped fiber additions[J]. Journal of the European Ceramic Society，2010，30(11)：2155 – 2164.

[134] 王婉英. 低温常压烧结法制备 CF/Mg – nHA 涂层/Mg – nHA 复合材料的研究[D]. 西安：陕西科技大学，2017.

[135] 宋江凤. 羟基磷灰石陶瓷及其复合材料的烧结行为及力学性能研究[D]. 长沙：中南大学，2012.

[136] KIM H D，JANG H L，AHN H Y，et al. Biomimetic whitlockite inorganic nanoparticles – mediated in situ remodeling and rapid bone regeneration[J]. Biomaterials，2017，112：31 – 43.

[137] WANG X D，ZHAO X N，ZHANG L，et al. Design and fabrication of carbon fibers with needle – like nano – HA coating to reinforce granular nano – HA composites[J]. Materials Science and Engineering C，2017，77：765 – 771.

[138] KUANG J L，CAO W B. Oxidation Behavior of SiC Whiskers at 600 –

1 400℃ in Air [J]. Journal of the American Ceramic Society，2014，97 (9)：2698 – 2701.

[139] CHEN M W，QIU H P，JIAO J，et al. High temperature oxidation behavior of silicon carbide ceramic[J]. Key Engineering Materials，2016, 680：89 – 92.

[140] GOLLER G，OKTAR F N，AGATHOPOULOS S，et al. Effect of sintering temperature on mechanical and microstructural properties of bovine hydroxyapatite (BHA)[J]. Journal of Sol – Gel Science and Technology，2006，37(2)：111 – 115.

[141] HEALY T W，WHITE L R. Ionizable surface group models of aqueous interfaces[J]. Advances in Colloid &. Interface Science，1978，9(4)： 303 – 345.

[142] LUTHRA K L. Some new perspectives on oxidation of silicon carbide and silicon nitride[J]. Journal of the American Ceramic Society，1991, 74(5)：1095 – 1103.

[143] NARUSHIMA T，GOTO T，HIRAI T，et al. High – temperature oxidation of silicon carbide and silicon nitride[J]. Materials Transactions Jim，2007，38(10)：821 – 835.

[144] LIU S，LI H，ZHANG L L，et al. Pulsed electrodeposition of carbon nanotubes – hydroxyapatite nanocomposites for carbon/carbon composites[J]. Ceramics International，2016,42：15650 – 15657.

[145] 吕志平,李丽霞,李福祥. 分子筛在聚合物中的应用研究进展 [J]. 高分子材料科学与工程，2004(4)：20 – 23.

[146] HETRICK E M，SHIN J H，PAUL H S，et al. Anti – biofilm efficacy of nitric oxide – releasing silica nanoparticles[J]. Biomaterials，2009，30 (14)：2782 – 2789.